心电图图解速成讲授

王建华　杨守仁　赵晓梅　王立斌　韩国栋

编　译

天津出版传媒集团

天津科技翻译出版有限公司

图书在版编目(CIP)数据

心电图图解速成讲授/王建华等编译. —天津:天津科技翻译出版有限公司,1992.6(2025.2 重印)

ISBN 978-7-5433-0204-4

Ⅰ. 心… Ⅱ. 王… Ⅲ. 心电图-图解 Ⅳ. R540.4-64

中国版本图书馆 CIP 数据核字(1999)第 55190 号

出　　版:天津科技翻译出版有限公司
地　　址:天津市和平区西康路 35 号
邮政编码:300051
电　　话:(022)87894896
传　　真:(022)87893237
网　　址:www.tsttpc.com
印　　刷:天津市蓟县宏图印务有限公司
发　　行:全国新华书店
版本记录:850mm×1168mm　32 开本　9.5 印张　236 千字
1992 年 6 月第 1 版　2025 年 2 月第 16 次印刷
定价:16.80 元

写在你阅读本书之前

（原书序）

本书是一本速成教材。循序渐进法对你来说可能比较新颖，但你不必犹豫，大胆尝试一下吧，因为它有点与众不同。一旦你适应了它，它就会发挥效用，使你的学习很快取得进步。但是你必须遵循以下的原则。

从第一个画面开始，不要漏掉任何一个画面。如果不停顿地进行下去，你可以一口气读完这本书。这时你会大吃一惊，竟然这么快就通读了全书。循序渐进教学法要求你必须认真学习一系列的概念。本书已将冗长、多余的语言删剪掉了。

首先，仔细地看每一张图并阅读标题。这个似乎过于简单的任务可能使你匆匆地浏览而错过细节和微妙之处。因而应仔细地研究每一个画面，并把它与内容联系起来。用一张纸条把括号中的答案盖住，阅读第一个问题，决定空白处应填的词，根据括号中给出的答案核对你的回答。如果你没有答对，不要失望，因为有许多同义词。这不是一个测验，你也不是在和任何人竞赛正确答案。

如果你的选择与所给的答案明显不同，那就重新回到画面，研究标题，看你错在哪里。在学生可能出错的地方我均已加了注释。

当你掌握了所描述的概念并正确地填了空以后，就进行下一个画面。这个过程似乎过于简单，但这意味着，该系统正在产生效果，就这样不慌不忙地，像人们说的那样"玩这个游戏"，你将会高兴地、吃惊地发现，你已经学会了许多，并且那么快地掌握了心电图知识。

祝学习快乐！

Dale Dubin，M. D.

编译者的话

本书主要依据《心电图速成》(Rapid interpretation of EKG′s)一书第三版，第38次印刷版本(1988年)编译而成。该书曾被译成法文、意大利文、西班牙文、日文、塞尔维亚——克罗地亚语、德语、葡萄牙语、波斯语等多种文字，是一本颇有影响、声誉极好的书。本书主要特点是：

第一、编排新颖、循序渐进，具有“看图识字”的速成功效，是系统地学习心电图的一条捷径。

第二、作者将心电图的基本原理以设计巧妙的图示表达出来，每一页均有一图，绘制精美，颇具匠心。心电图的表现及其发生原理直观简洁、一目了然，使读者易于理解和掌握，而又绝无“看图识字”的肤浅之感。图文配合严谨，问题明确精炼，内容系统完整，方法规范严格，是目前国内未曾见到过的心电图书籍。确实是名副其实的优秀书籍。

第三、书中附有几张小卡片，将心电图主要内容归纳于其上，可随身携带，极为实用方便。

总之，本书是一本优秀的实用心电图书籍，读者只要按部就班地静心读下去，一定会在很短的时间内有意外的收获。

本书是医学院校的学生、各科临床医师以及基层卫生工作者学习心电图的最佳选择。

编译者　1991年5月1日

目　　录

基本原理 Basic Principles

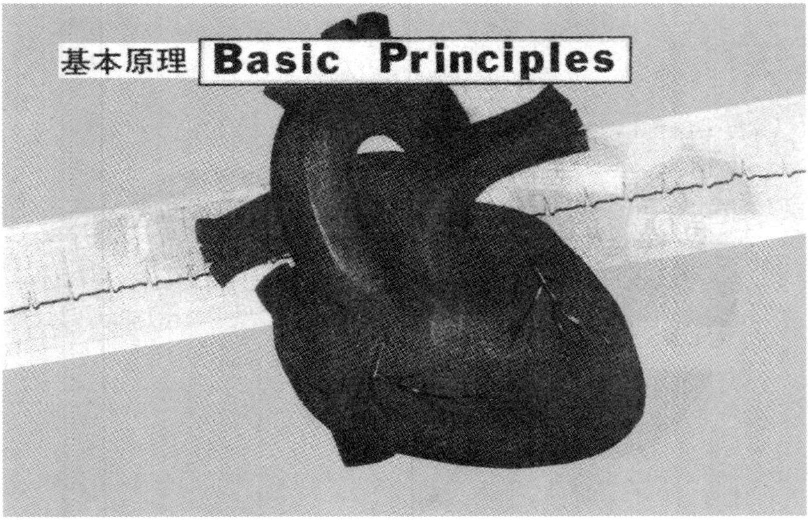

心电图(EKG)是心脏功能(电活动)有价值的一种记录。

众所周知,心电图三个字母的代码为________它给人们以关于心脏________的有价值的信息。

(EKG)(功能)

说明:医学界使用字母 EKG 来代表心电图已有些年头了。用“K”代替“心脏(cardio)”的“c”以避免与 EEG(脑电图)混淆,因为 ECG 和 EEG 发音类似。虽然有些纯粹派认为 ECG 是比较正确的,但是我们将继续使用 EKG 来代表心电图,因为这个词更通用。

心电图描记在有格的纸带上,并给我们一个心脏活动的永久性________。

(记录)

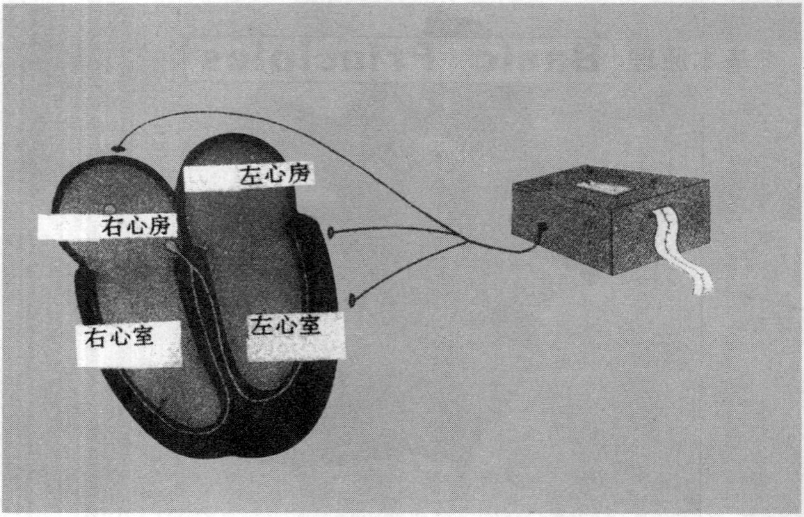

心电图记录引起心脏收缩的电活动。

心电图记录的信息代表来自于心脏的________兴奋；

（电）

这个电兴奋代表心脏________的各个阶段。

（激动）

说明：心电图记录了心脏静止期和恢复期有价值的信息。

当心脏肌肉受到电激动时，它就________。

（收缩）

说明：本图的主要目的是使你熟悉心脏横断面图解，这在全书将不断用到。你或许已经知道了心脏的各个腔室，而无须标记，但我还是加上了标记。

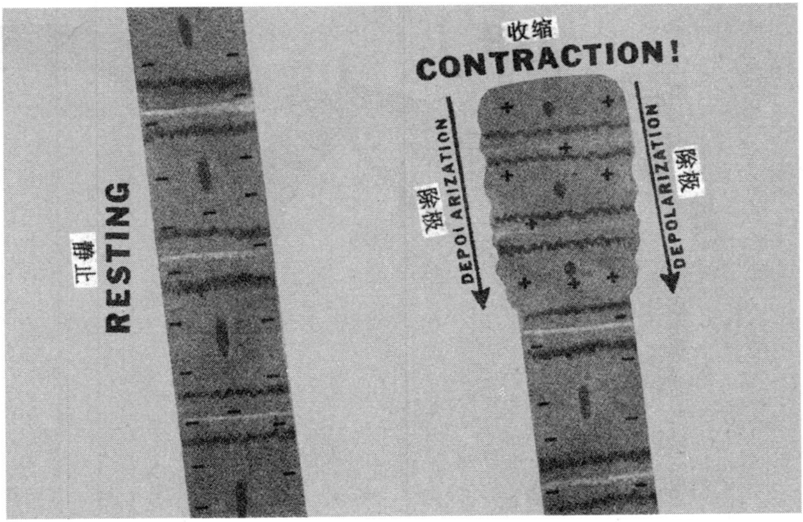

在静止状态，心肌细胞充电或极化。但是当受到电的刺激时，心肌细胞“除极”并收缩。

静止状态时，心脏细胞是________。细胞内部是带________的。

（极化的）（负电）

说明：从最严格的意义上说，一个静止的极化细胞内部为负电，表面为正电。为了简化起见，我们只考虑心肌细胞的内部。

通常为负电的心肌细胞内部，当细胞受刺激收缩时变为________电。

（正）

这些特殊的肌细胞的电刺激叫做________，并导致它们________。

（除极）（收缩）

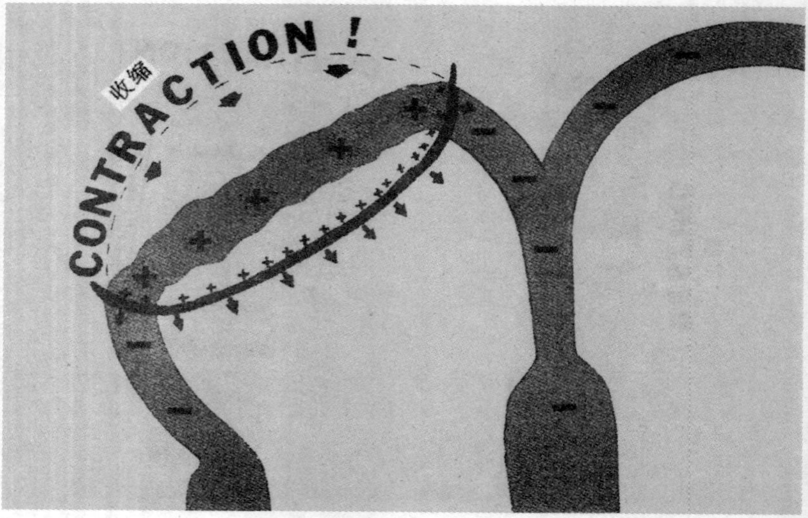

这种行进性的激动波（除极）通过心脏，导致心肌收缩。

这种除极可以看做是细胞内________电荷的行进波。

（正）

说明：当每个细胞内的电荷变为正电荷时，除极引起心肌细胞收缩。

当正电荷波进展到细胞内膜下时，除极的电刺激导致________细胞进行性收缩。

（心肌）

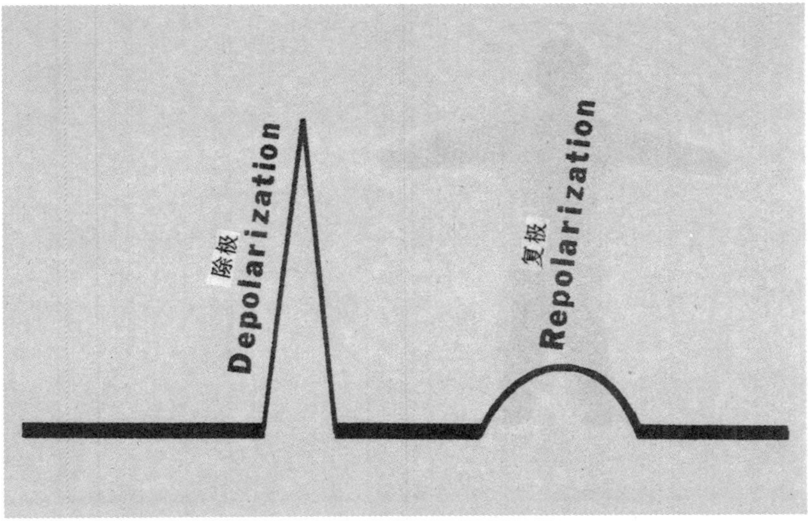

心电图记录的是除极(细胞内变为正的)和复极(细胞内变为负的)波。

除极的激动波使心肌细胞充电为________

(正电)

在________期间每个心肌细胞内重新获得负电荷。

(复极)

说明:复极是一种严格的电现象。在此活动期间,心脏从物理上讲是静止的。

心电图上记录了心肌激动,或________;以及恢复期,或________。

(除极)(复极)

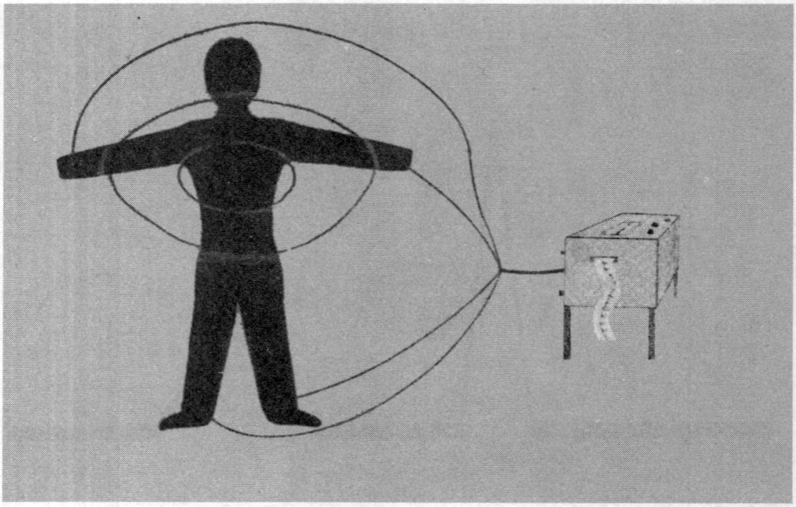

当这种电活动通过心脏时，它可能被外部的（皮肤）探查电极感受，并记录下来成为心电图。

除极和复极都是________现象。

（电）

心脏的电活动可借敏感的监测装置从________记录下来。

（体表）

心电图由放在皮肤上的________获得的心脏电活动，

（探查电极）

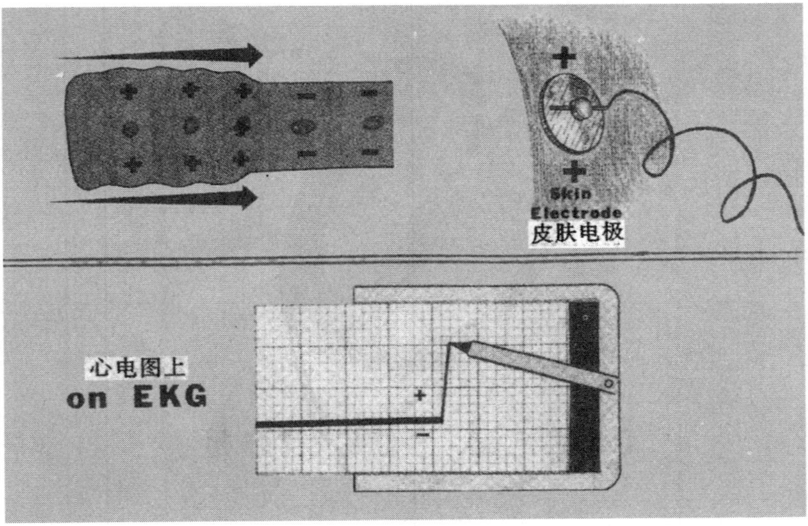

当心肌细胞内除极的正波向正的(皮肤)电极移动时,在心电图上记录下来一个正的(向上的)波。

除极进展波可以看做为________电的移动波。

(正)

当这个正电波向正的________电极移动时,在心电图上同时记录下一个向上的波。

(皮肤)

如果你在心电图上看到一个向上的除极波,它意味着在那个时刻有一个________正的皮肤电极移动的除极过程。

(向)

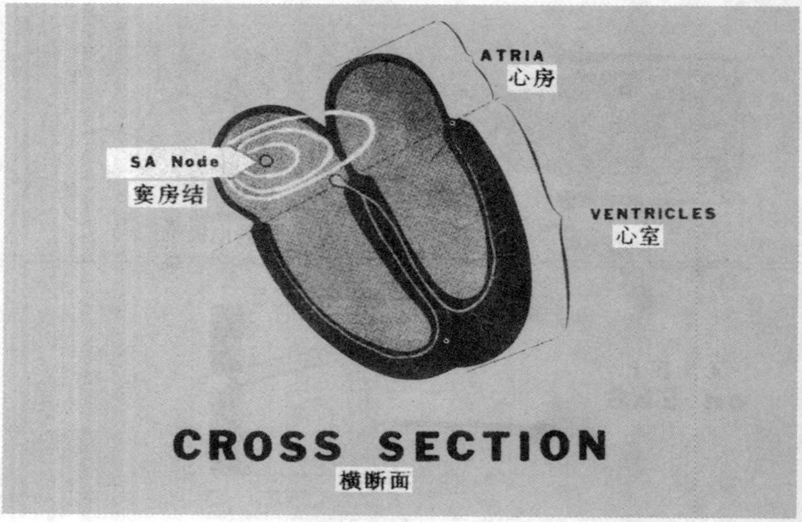

窦房结发出电冲动，并以波的形式扩展，激动两个心房。

________位于右心房后壁内，发出激动心脏的电冲动。

（窦房结）

该除极波由窦房结开始，并激动两个________。

（心房）

当该除极________通过心房时，产生一个同时发生的心房收缩波。

（波）

说明：起源于窦房结的电冲动，以窦房结为中心向各个方向展开。如果心房是一个水池，一枚卵石投在窦房结，一个渐大的环状波将从窦房结扩展开来，这就是心房从窦房结除极的方式。心房除极是心房肌细胞内正电荷的扩展波。

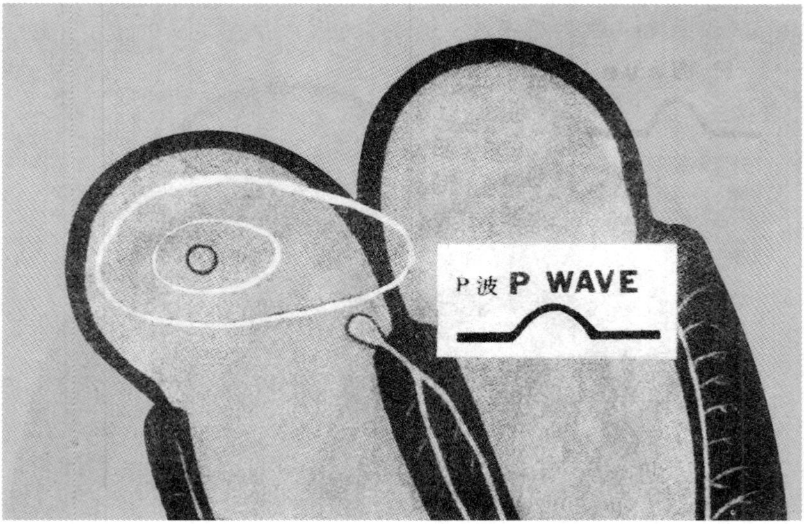

这个电冲动扩展到整个心房并产生心电图上的 P 波。

敏感的皮肤探查电极可以获得扫过________的除极波。

（心房）

该心房激动记录为________波。

（P）

该 P 波代表心房电________。

（除极）或（兴奋或激动）

说明：冲动（电冲动），兴奋（电兴奋），激动（电激动）的含义相似，均指心肌细胞的除极过程。收缩则指心肌细胞的机械活动，而非电活动。但冲动（电冲动）一词不做动词使用。

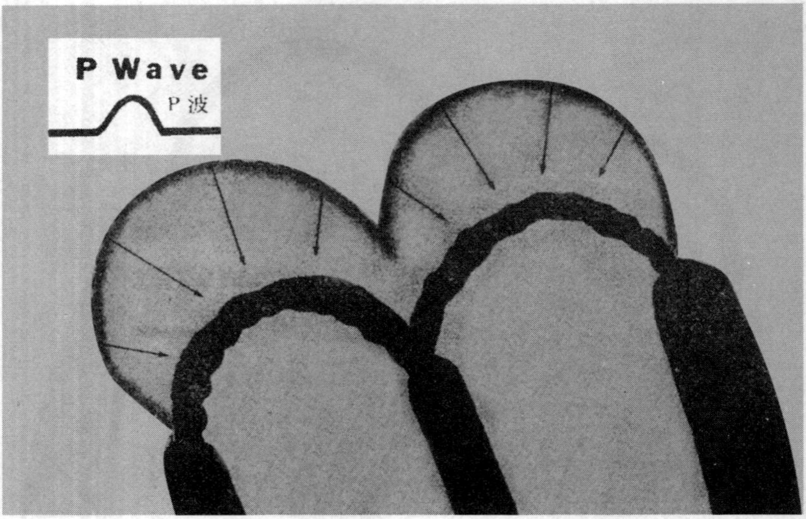

这样，P 波代表两个心房收缩的电活动。

当该除极波通过两个心房时，产生一个同时________的心房波。

（收缩）

因此，________代表两个心房的除极和收缩。

（P 波）

说明：实际上收缩稍落后于除极，但我们按二者同时发生来考虑。

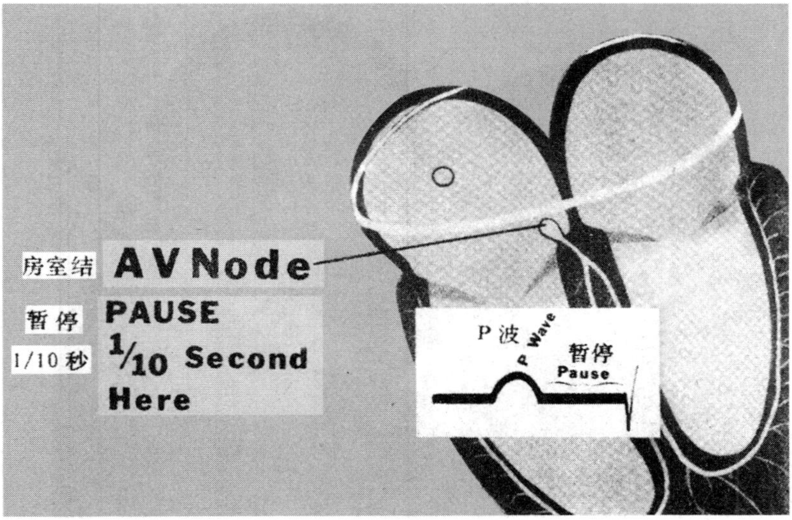

然后该兴奋(激动)到达房室结,在这里有1/10秒的暂停,以便让血液进入心室。

该除极的激动(兴奋)波后来到达________。

(房室结)

在兴奋整个房室结之中,在房室结有1/10秒的________。关于这个问题有许多理论,但我们主要关心这样一个事实,即在房室结兴奋之中有一个________。

(暂停)

该1/10秒暂停允许血液通过房室瓣进入________。

(心室)

说明:我们在这点上把电现象和物理学的机械活动联系了起来。心房收缩使血液通过房室瓣,但使血液通过房室瓣进入心室只需很短时间(约1/10秒)。

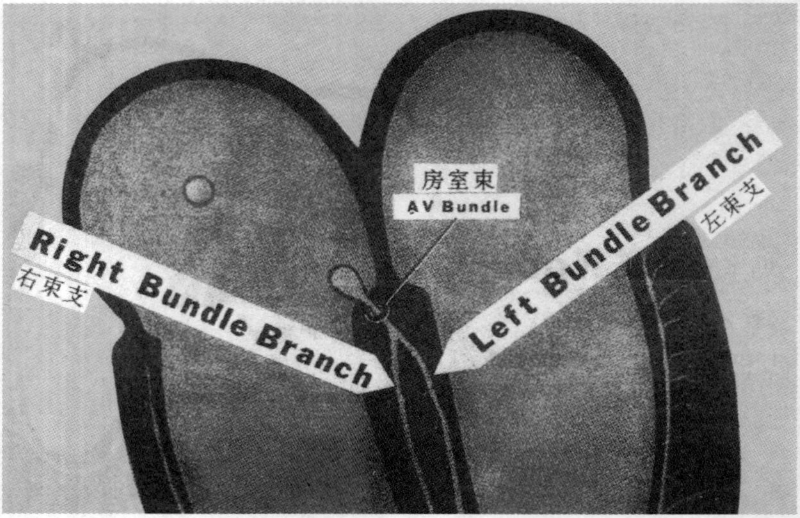

暂停 1/10 秒以后，房室结已被激动，并且兴奋开始向下进入房室束。

暂停之中，________被由心房来的除极激动。

（房室结）

该电兴奋从房室结向下扩展，通过房室束到左、右________。

（束支）

当该激动从房室结向下扩展开来时，引起心室________。

（除极）

说明：房室束（希氏束）从房室结向下延伸，在心室间隔内分为左、右两个束支。

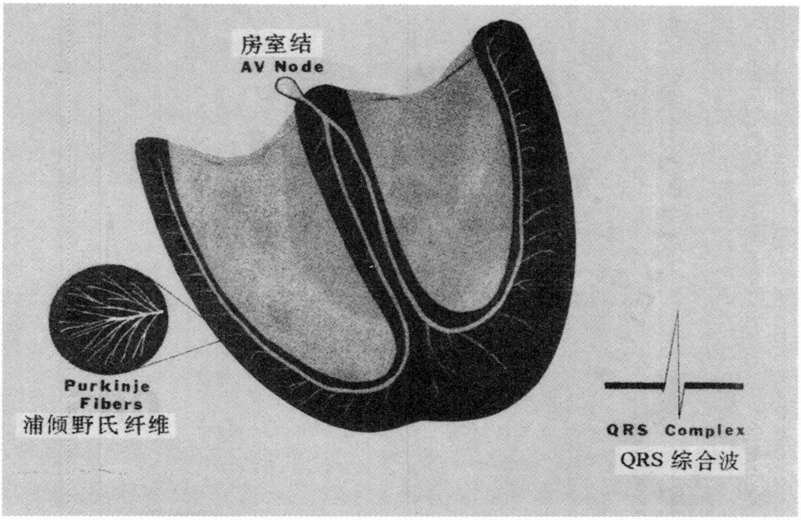

QRS 综合波代表从房室结到浦肯野氏纤维并进入心肌细胞的电兴奋。

说明：心室神经一肌肉传导系统是由传递房室结来的兴奋的特殊神经物质所组成，包括房室结、房室束、左右束支以及纤细的浦肯野氏纤维。兴奋亦可能通过心肌细胞，但通过上述特殊组织要快得多。

电兴奋由________到房室束，然后到达以浦肯野氏纤维为终点的左、右束支。

（房室结）

心电图上________________为从房室结以下通过心室传导系统到达心肌细胞的激动过程(除极过程)。

（QRS 综合波）

因此 QRS 综合波代表________刺激的电活动。

（心室）

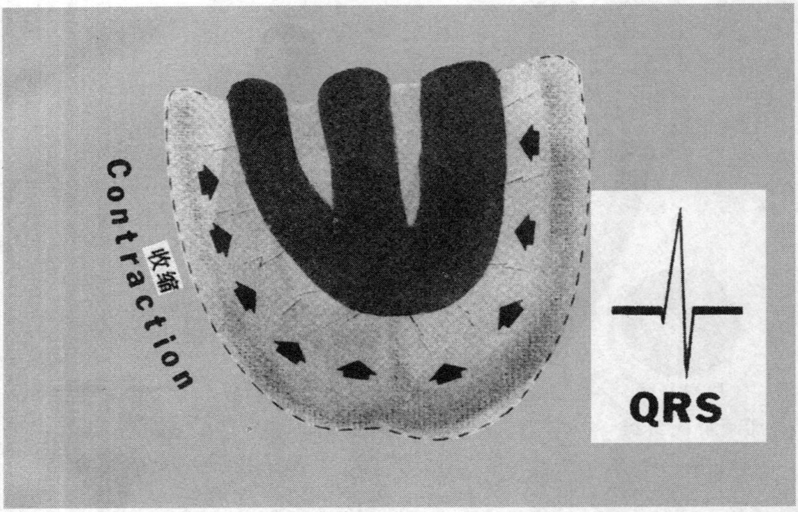

浦肯野氏纤维把兴奋传到心肌细胞，同时导致心室收缩。

纤细的浦肯野氏纤维把________兴奋直接传递给心肌细胞。

（电）

当该兴奋到达心室的________细胞时，这些细胞除极并收缩。

（心肌）

传递到心室肌细胞的兴奋导致________收缩。

（心室）

说明：心电图上的 QRS 综合波代表心室收缩的开始。心室收缩的物理活动实际持续时间比 QRS 波长，但我们仍将 QRS 综合波看做心室收缩，所以 QRS 综合波实际代表导致心室收缩的心室除极。至此，你还跟得上吗？

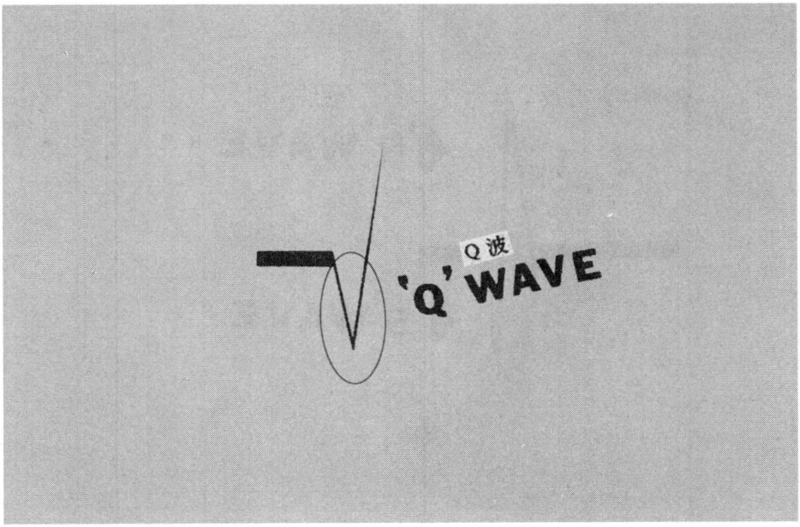

Q 波是 QRS 综合波第一个向下的波，它后面跟着的是 R 波。Q 波常常缺如。

Q 波在心电图上是一个________的波。

（向下）

Q 波存在时，发生在 QRS 综合波的________，是综合波第一个向下的波。

（开始）

跟在向下的 Q 波后面的是一个向上的________波。

（R）

说明：如果一个 QRS 综合波中有出现在“Q”波之前的任何向上的波，则它不是 Q 波。因为按定义说，Q 波是 QRS 综合波的第一个波。只要有 Q 波，它总是 QRS 综合波的第一个波。

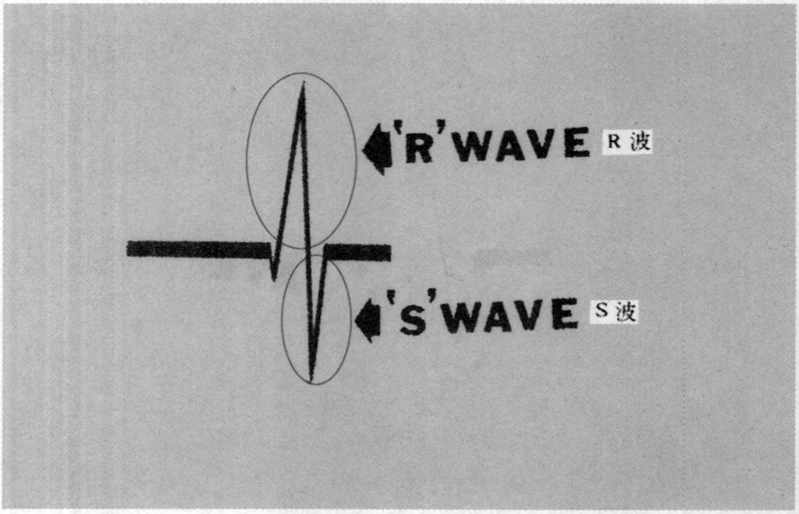

向上的 R 波之后是一个向下的 S 波。整个 QRS 综合波代表的是心室收缩的电活动。

QRS 综合波第一个向上的波是________。

(R 波)

R 波后面的是向下的________。

(S 波)

可以说，整个 QRS 综合波代表________除极（以及心室收缩的开始）。

（心室）

说明：向上的波总是称为 R 波。识别向下的 Q 波和 S 波，主要看向下的波是在 R 波之前还是之后。Q 波在 R 波之前，S 波在 R 波之后。

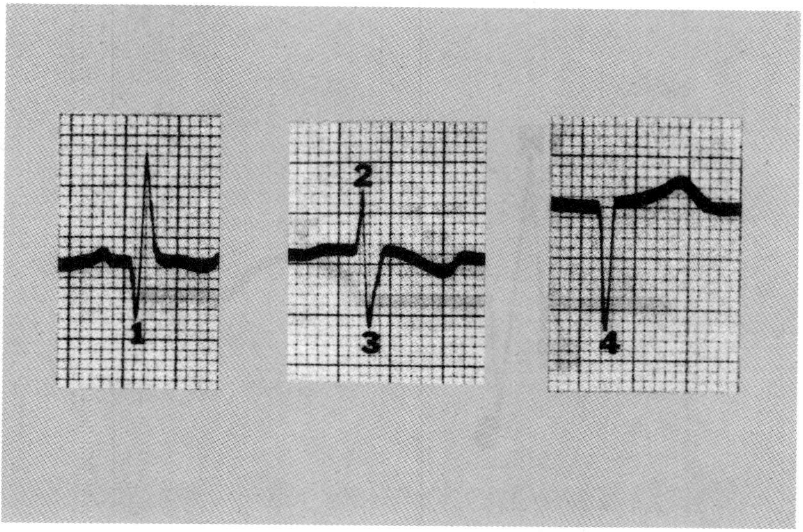

命名以上各波。

1. ________。

(Q)

2. ________

(R)

3. ________。

(S)

4. ________。

(QS)

说明:4 号波有点特殊。因为没有向上的波,所以我们不能决定 4 号波是 Q 波还是 S 波,因此恰当地把它叫做 QS 波,当我们寻找 Q 波时,就把它看做 Q 波。

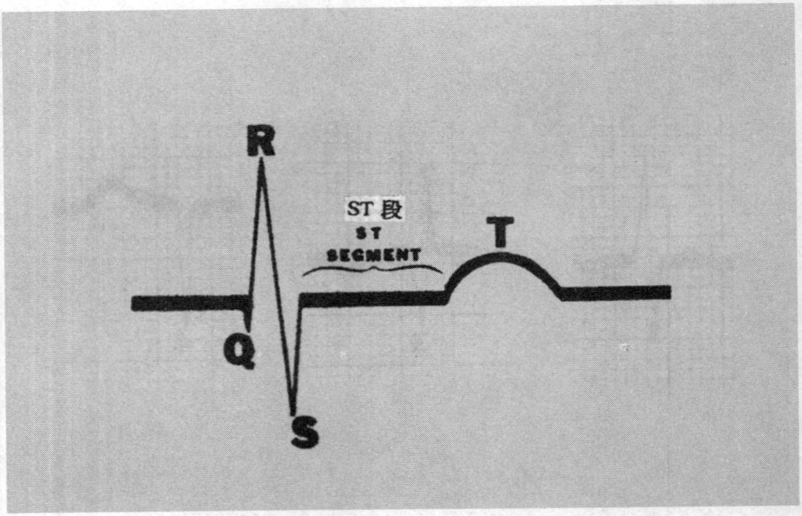

在 QRS 综合波之后有一个暂停，然后 T 波出现。

在 QRS 综合波之后有一个________。

（暂停）

这个暂停即________。

（ST 段）

说明：ST 段只是 QRS 综合波与 T 波之间平坦的一段基线。你很快就会看到它是相当重要的。

在暂停之后是________波。

（T）

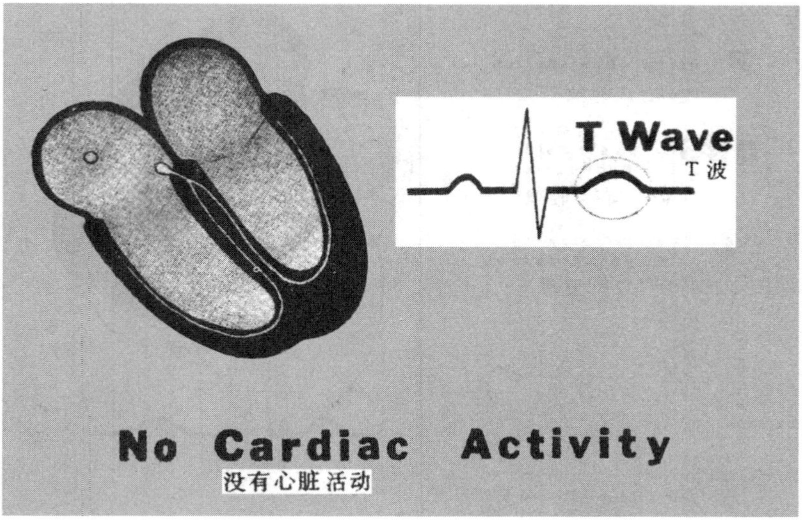

T 波代表心室复极，因而心室可再次被激动。

T 波代表心室________。

（复极）

复极后，每个心脏________内可重新得到负电荷。因此，它们能再次被除极。

（细胞）

说明：心室对于复极没有物理反应，这是心电图上记录的一种电现象。心房也有一个复极波，但它很小，通常消失在 QRS 综合波内，一般看不到它。

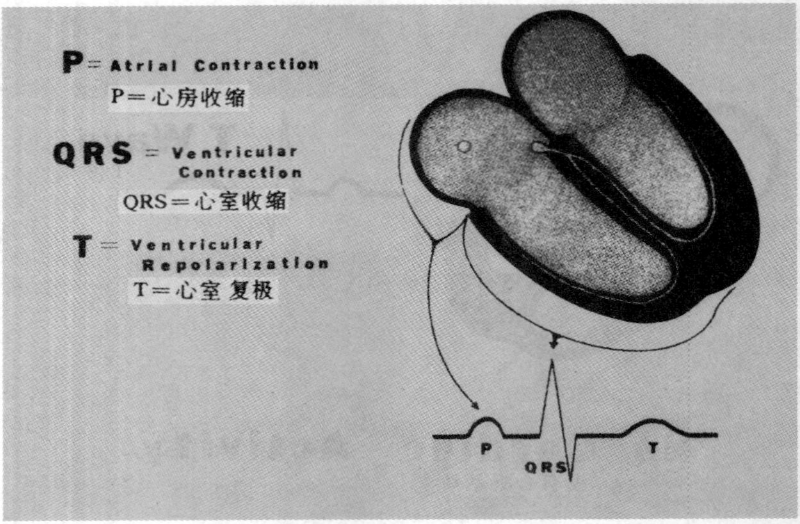

P 波、QRS 波和 T 波代表一个心动周期，心脏不断地重复这个周期。

________波代表心房除极。

(P)

________________代表心室除极。

(QRS 综合波)

________波代表心室复极。

(T)

说明：生理学上，一个心动周期代表心房收缩、心室收缩和再次心搏之间的静止阶段。

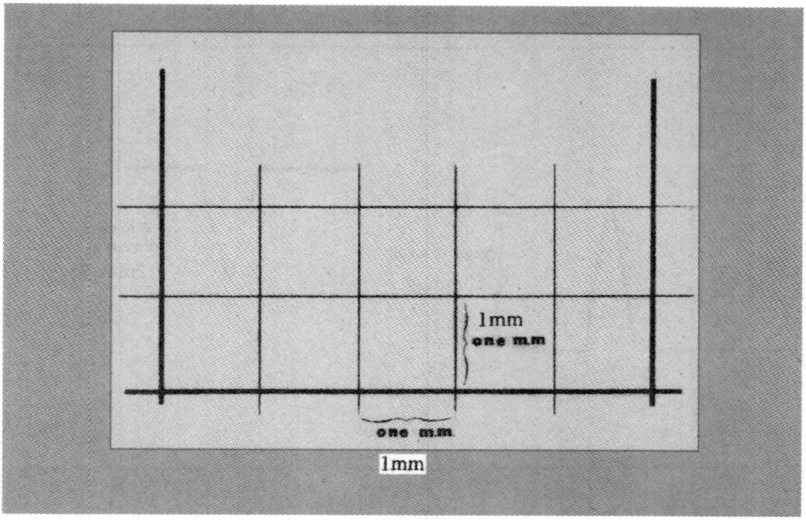

心电图记录在带尺度的格纸上，最小的格是 1mm²。

心电图记录在长的________格纸上。

（带尺度的）

最小的格是________长和________高。

（1mm）（1mm）

两条粗黑线之间有________个小方格。

（5）

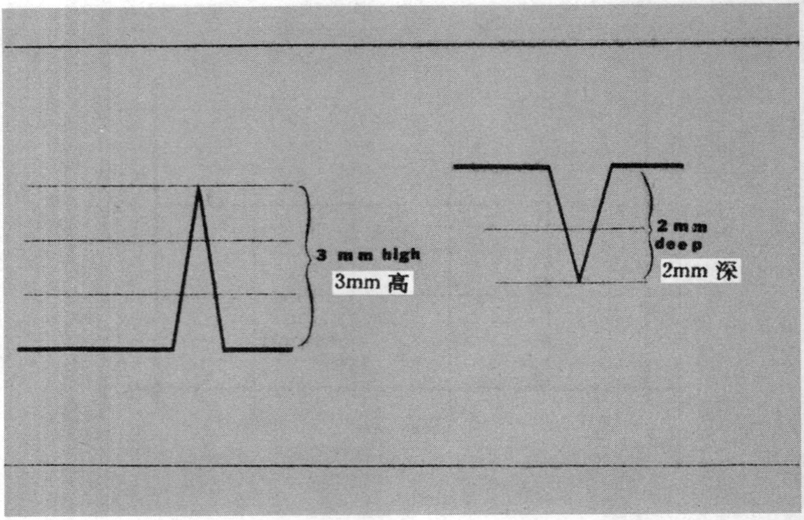

一个波的高度和深度用 mm 量度，并且代表了电压的量度。

波的高度和深度可用________来测量。

（mm）

波的高度和深度是________的量度。

（电压）

类似地，基线的升高和压低也用 mm 来________，就像测量波一样。

（测量）

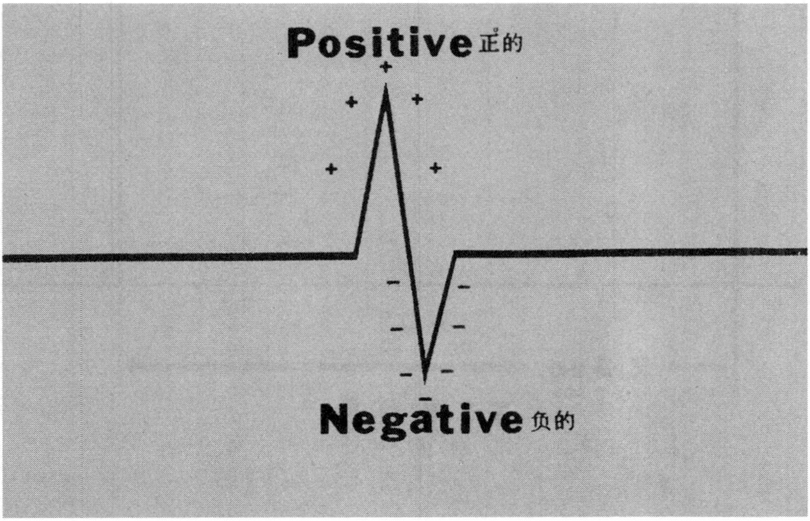

心电图向上的波叫做“正”波，向下的波叫做“负”波。

心电图上“正”波是________。

（向上的）

心电图上“负”波是________。

（向下的）

说明：当激动（除极）波向正电极（皮肤电极）行进时，在心电图上产生一个正的（向上的）波。你会记得，除极是细胞内的正电荷的行进波。因此在除极时，当正电荷行进波向正的皮肤探查电极运动时，在心电图上产生一个正波。是正的！（如果你对这点还有点动摇的话，请复习一下第7页）。

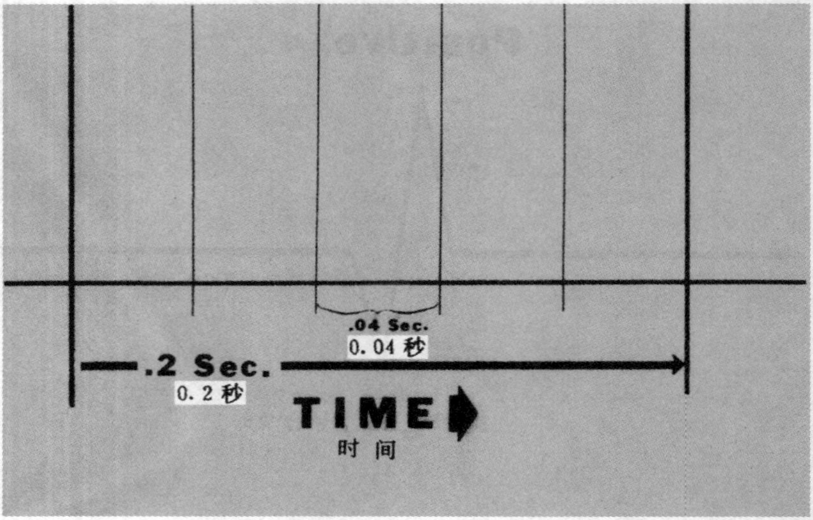

横轴代表时间。

黑粗线之间的距离代表的时间为________。

(0.2 秒)

黑粗线之间有________个小方格。

(5)

细线之间每小格代表________秒。

(0.04)

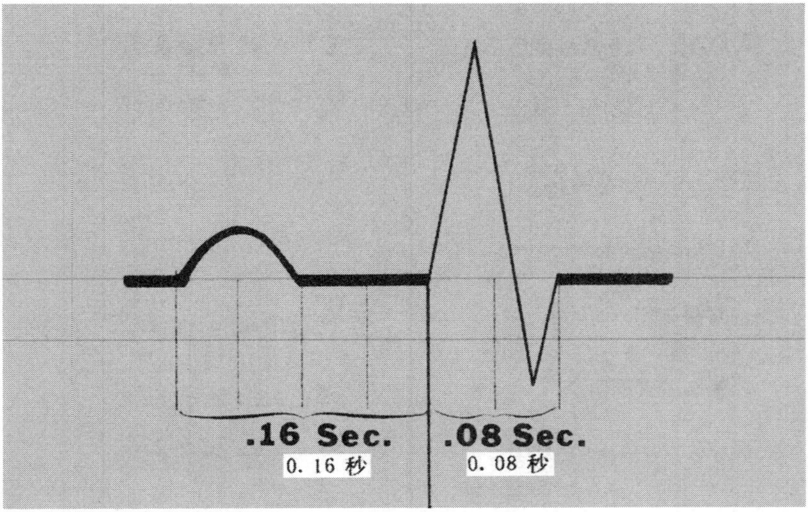

沿横轴测量可以测量心动周期任何部分的时间。

沿________测量，可测定任何波的时间。

（横轴）

4 个小格代表________秒。

（0.16）

0.12 秒通过的图纸的量是________个小方格。

（3）

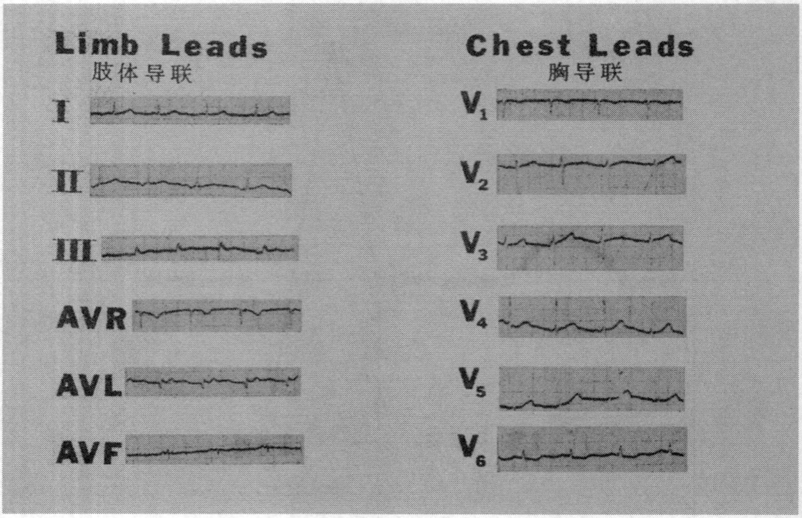

标准心电图由 12 个导联组成。

标准心电图由 6 个________导联和 6 个________导联组成。

（胸）（肢体）

说明：非“标准”的导联可以在身体的任何部位安放。

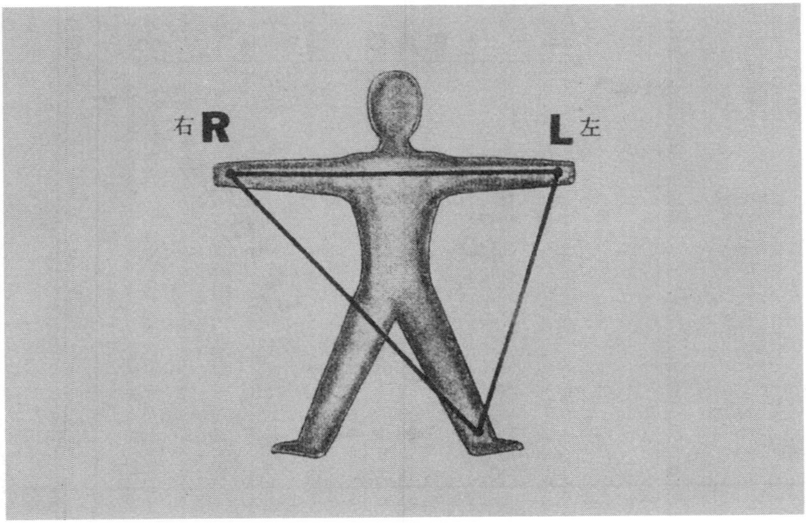

为了得到肢体导联，把电极放在右臂、左臂和左腿上构成一个三角(Einthoven′ s 三角)。

将电极放在左臂、右臂和左腿上，我们可以得到________导联。

(肢体)

这些电极的放置形成了一个________。

(三角)

说明：历史上，曾仅使用这 3 个位置的探查电极描记心电图。

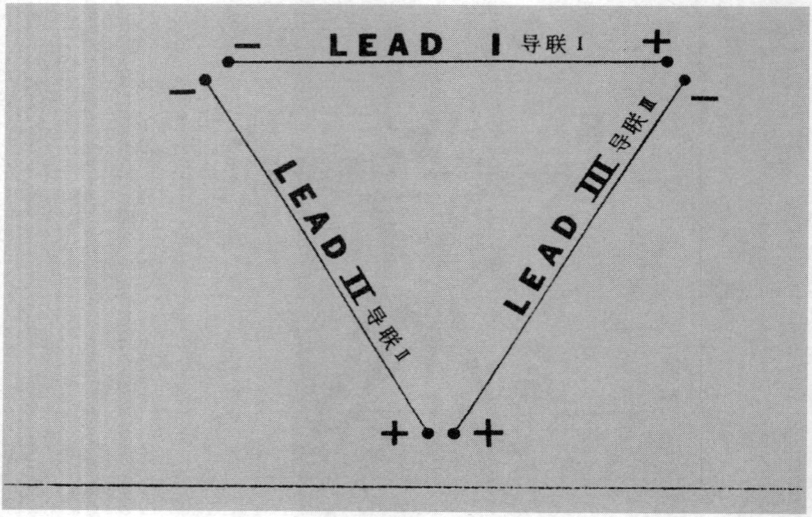

三个电极形成的三角的每一个边代表一个导联(Ⅰ、Ⅱ、Ⅲ)。每个导联使用不同的电极对。

一对电极组成一个________。 (导联)

一对电极,一个是正极,一个是________极。 (负)

导联Ⅰ是水平的,左臂电极是________极,右臂电极是________极。

(正)(负)

说明:心电图机的设计者允许我们使任何探查电极为正极或负极,主要根据机器描记哪个导联而定。

当考虑导联Ⅲ时,左臂电极是______,左腿电极是______。

(负极)(正极)

说明:实际上在进行描记时还把一个电极放在右腿上,这有助于使描记稳定。

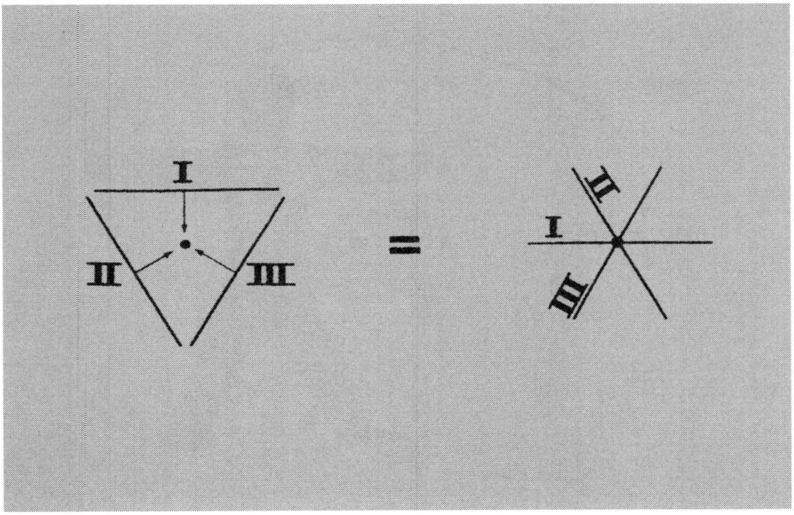

把三个导联向三角中心推，产生三条交叉的参照线。

该三角有一个中心，并且可把每个________移向该中心点。

（导联）

把导联Ⅰ、Ⅱ、Ⅲ推向该三角的中心，形成三条交叉的________线。

（参照）

虽然把导联移向三角的________，但是它们仍在原来的角度上（仍是原来的导联，产生同样的信息）。

（中心）

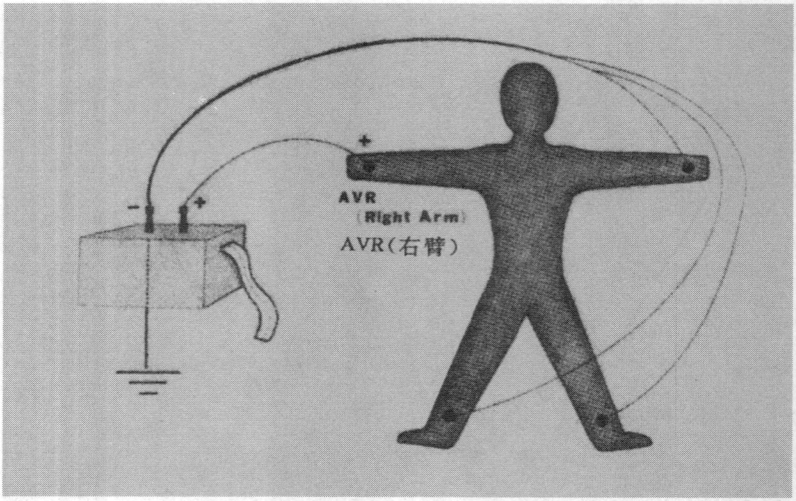

另一个导联是AVR导联。AVR导联使用右臂作为正极，所有其他肢体电极作为地线(负极)①。

AVR导联使用________作为正极。

(右臂)

所有其他电极组成一个共同的________，该地线被认为是________。

(地线)(负极)

说明：一个叫Frank Wilson的人发现，为了用这种方式监测一个导联，他必须增强心电图机的电压才能取得像Ⅰ、Ⅱ、Ⅲ导联同样大小的波幅。他命名该导联为A(增加)V(电压)R(右臂)。他还用同样的方法创造了另外两个导联。

① 实践中，在监测加压导联时，心电图机内从不接右脚电极。

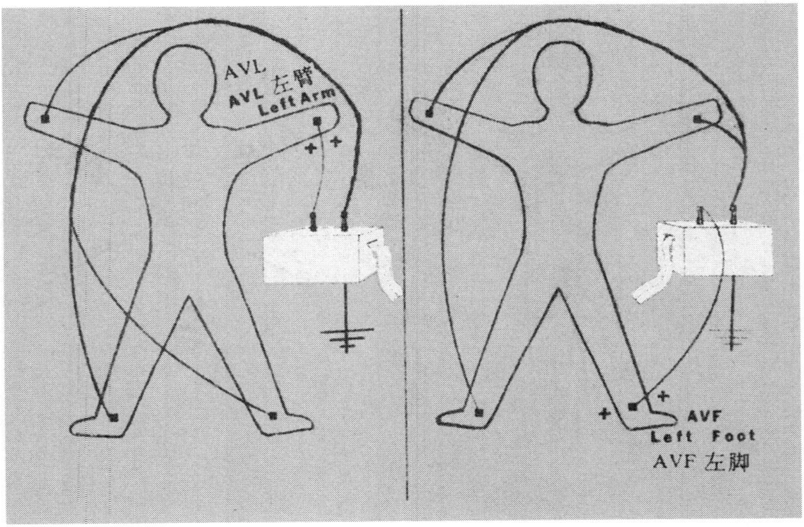

以同样方法得到的另外两个肢体导联是 AVL 和 AVF。

AVL 导联利用左臂为________。

（正极）

AVL 导联之外的两个电极组成地线，并看作________。

（负极）

AVF 的正极在________上。

（左脚）

说明：AVR 一右臂正极

AVL 一左臂正极

AVF 一足（左足）正极

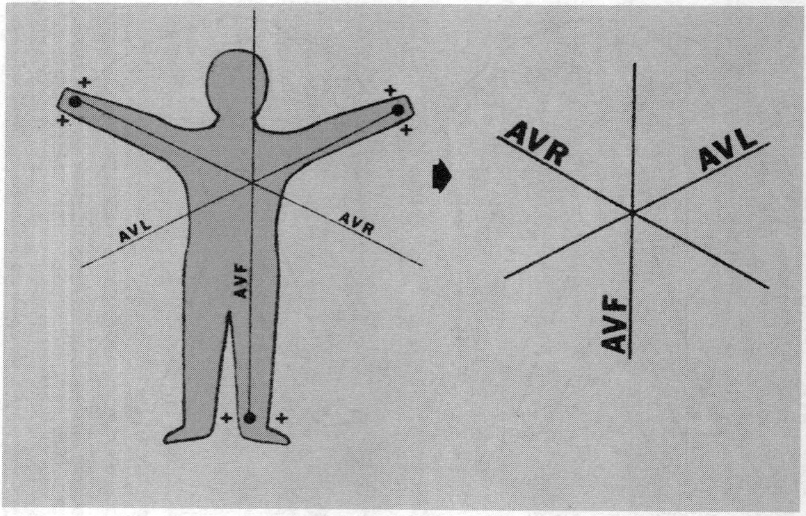

AVR、AVL 和 AVF 导联在不同的角度上交叉，产生另外三条交叉参照线。

AVR、AVL 和 AVF 也是________导联。

（肢体）

这些导联像导联Ⅰ、Ⅱ和Ⅲ一样，以 60°角________。

（交叉）

AVR、AVL 和 AVF 导联以不同于导联Ⅰ、Ⅱ、Ⅲ的________交叉（并且它们平分导联Ⅰ、Ⅱ、Ⅲ组成的角）

（角度）

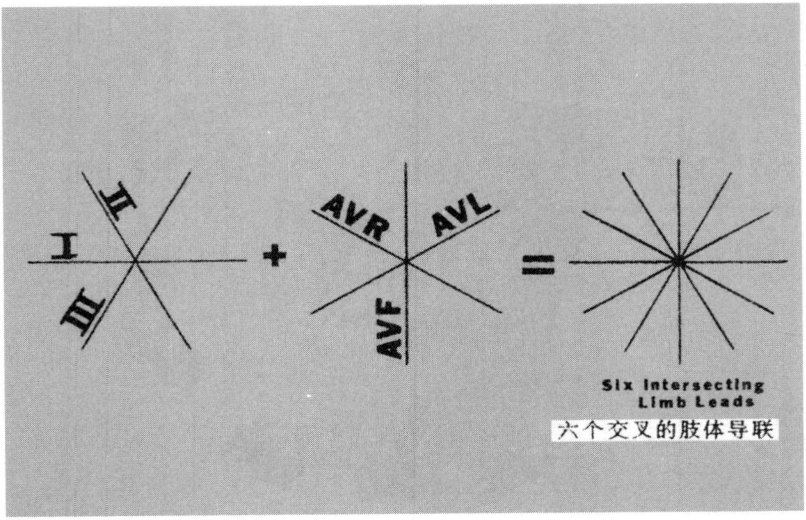

6个导联，Ⅰ、Ⅱ、Ⅲ、AVR、AVL和AVF会合形成6条匀称的交叉参照线，位于平行于病人胸部的平面上。

6个肢体导联是Ⅰ、Ⅱ、Ⅲ、________和________。

(AVR、AVL、AVF)

如果把交叉的导联Ⅰ、Ⅱ和Ⅲ加在导联AVR、AVL和AVF上，我们得到________个匀称的交叉导联(每个30°)。

(6)

这些导联可以想像为位于平行于病人胸部的________上。

(平面)

说明：如果有人问你的话，这个平行于病人胸部的平面就是额面。

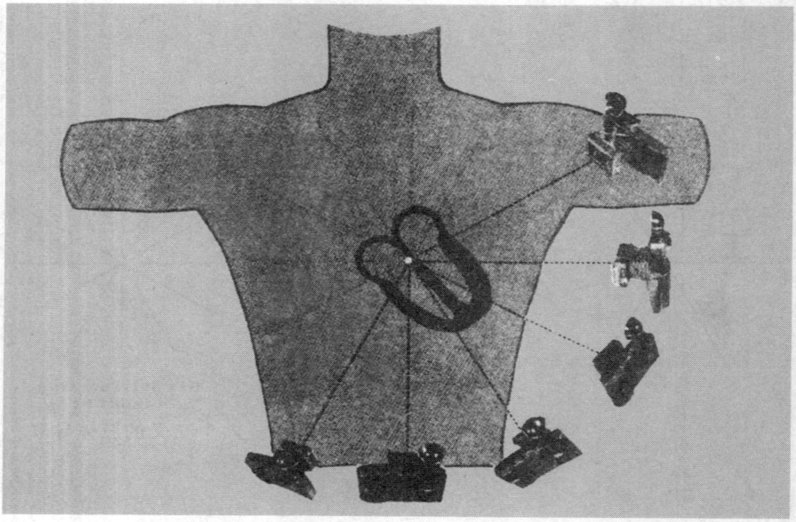

每个肢体导联从不同的角度记录，每个导联（Ⅰ、Ⅱ、Ⅲ、AVR、AVL 和 AVF）是同一个心脏活动的不同视图。

心电图各导联记录同一个心脏的________。

（活动）

各导联的波型看起来不一样，因为是从不同的_______监测其电活动。

（位置）

说明：电活动从不改变，但是每个导联的电极对是不同的。因此当我们改变监测心脏活动的角度时，每个导联的图形稍有变化。除极波是一个心肌细胞内的正电荷的扩展波。如果除极波向正的电极运动，则该导联图形描绘了一个正的（向上）波。（虽然有点重复，但是这点应当强调）。

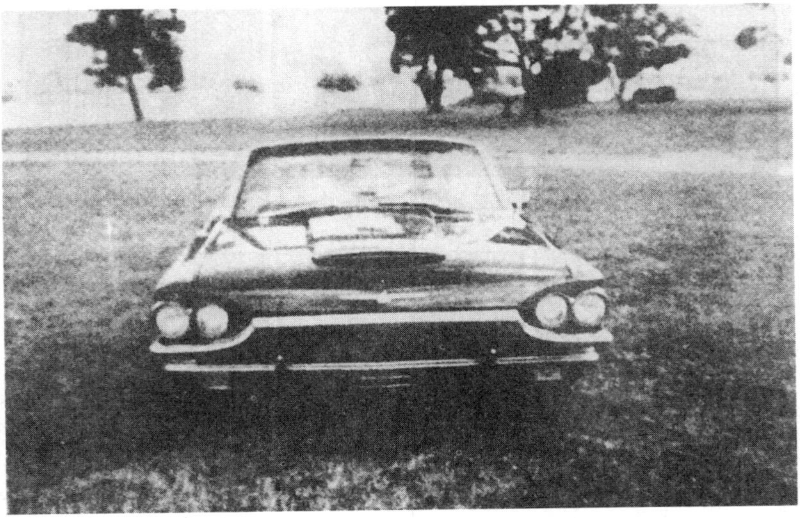

对你来说重要的是想像这些交叉的导联，为什么？你能识别这辆车吗？

说明：本页确实像是空白的，不是吗？

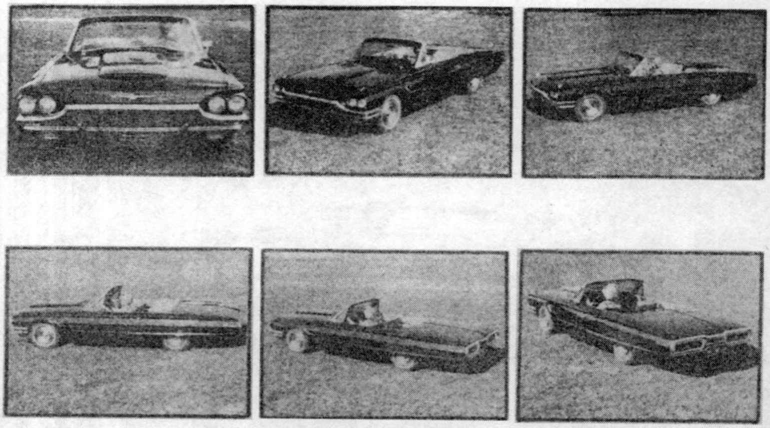

如果你从 6 个不同的参照点来观察这辆汽车，你就认识它了。

说明：从 6 个角度观察比一个角度好。从 6 个不同角度监测心脏的电活动给我们一个明确得多的图像。进行之前可以放松一下，欣尝汽车的风姿。顺便说一句，这辆车是 1965 年的“雷鸟”车。司机认不出来。

说明：在左上图中，你看不到汽车的后保险杆。但是逐渐移动视角，你可以更清楚地看见后保险杆（如果你愿意，甚至包括司机）。类似地，在某导联你可能看不到某个波，但用 6 个不同的肢体导联位置，该波在某些导联中将较好地显示出来。

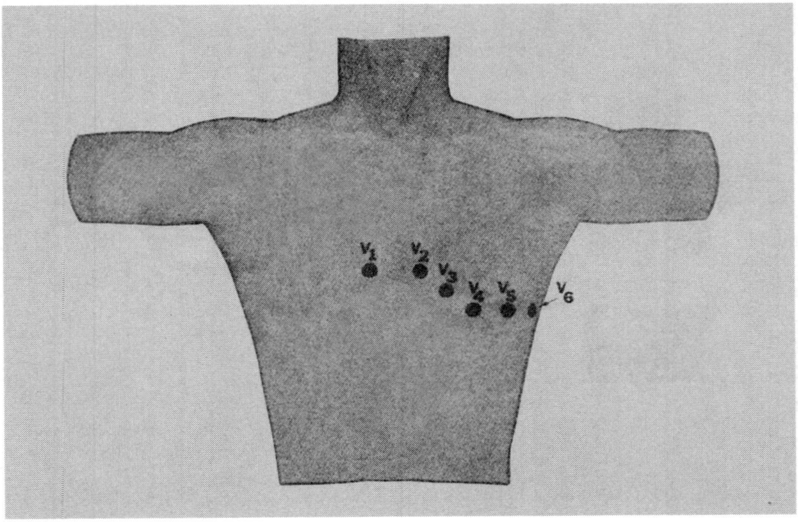

为了得到 6 个胸导联，将正电极放在胸部 6 个不同的位置上。

在________部 6 个不同的位置上逐渐移行获得 6 个胸导联。

（胸）

在所有胸导联中，放在胸部的电极都是________。（这种电极是一个可以吸附的杯，不同的胸导联吸附在胸部不同的位置上）。

（正极）

胸导联 V_1 到 V_6，从病人的________边到病人的________边，注意胸导联与胸内心脏的解剖位置如何对应。

（右）（左）

说明：因为胸导联的电极总是正极，向电极运动的除极波在心电图上描记为一个正的或向上的波。

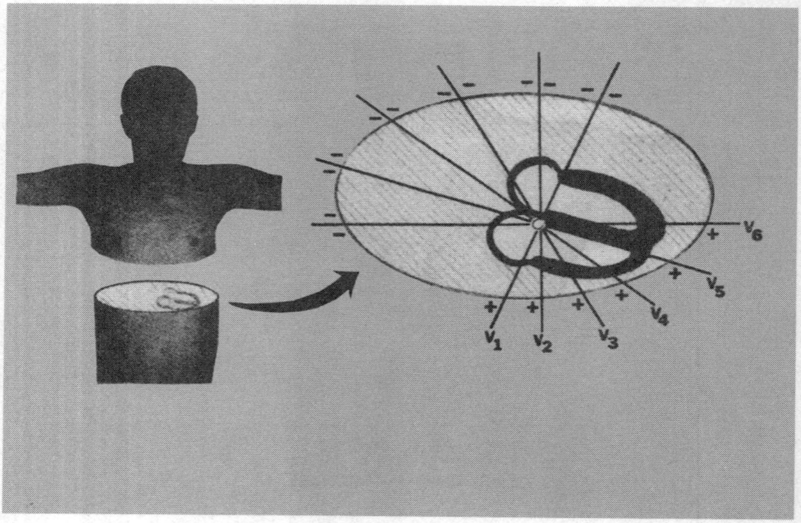

各个胸导联通过房室结向病人背部即每个胸导联的负极端发射。

胸导联后方被认为是________极。

（负）

假定导联 V_1 到 V_6 是一个轮子的轮辐，轮子的中心就是________。

（房室结）

导联 V_2 描记了从病人胸前到病人________部的一条直线。V_2 导联，病人背部是负极。

（背）

说明：这个平面将病人的身体切成上下两半，叫做横断面。

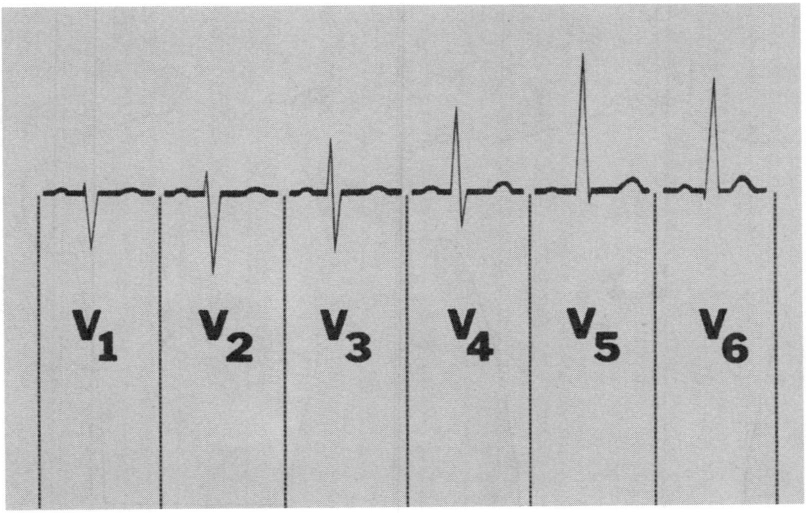

心电图描记，从 V_1 到 V_6 表现为逐渐性改变。

________描记，从 V_1 到 V_6 所有的波表现为逐渐性变化（因为每个导联的位置有所改变）。

（心电图）

正常情况下，QRS 综合波在导联 V_1 主要是________（正的或负的）（即主要在基线以上还是以下）。

（负的）

在导联 V_6，QRS 综合波主要是________（正的或负的）。

（正的）

这意味着心室除极（正的）波（以 QRS 综合波代表）________（向着或背着）导联 V_6 的正的胸电极运动。（要保证你自己弄明白这个概念，如果没有明白，请复习第 7 页）。

（向着）

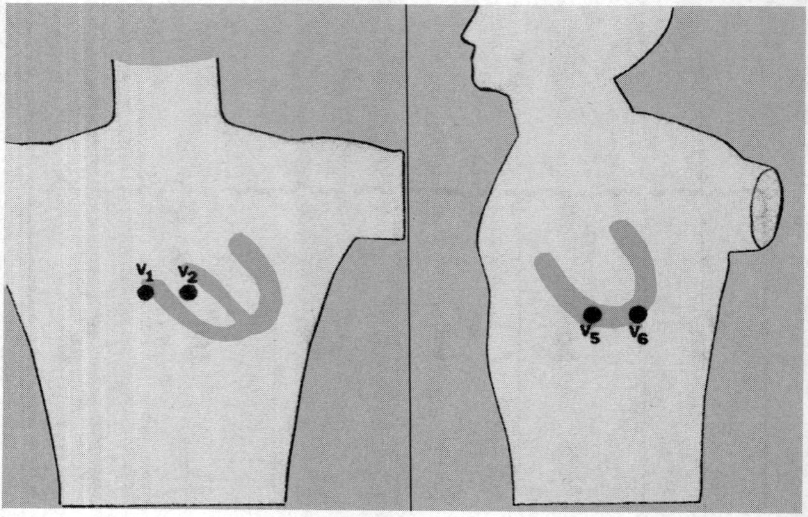

导联 V_1 和 V_2 放在心脏右侧的胸部，导联 V_5 和 V_6 放在心脏左侧的胸部。

导联 V_1 和 V_2 叫做________胸导联。

（右）

心脏左边的两个导联是________和________。（叫做左胸导联）。

（V_5）（V_6）

向导联 V_6（正的）胸电极运动的除极波，在心电图上将产生一个________波。

（向上的或正的）

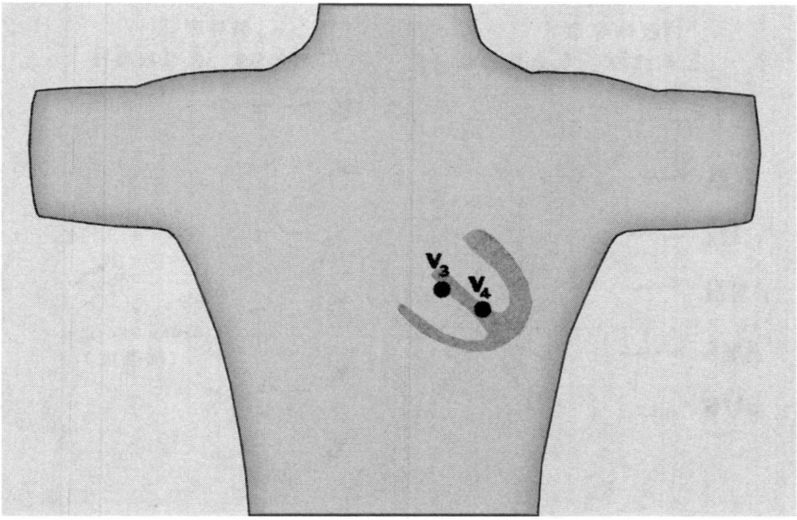

导联 V_3 和 V_4 对着室间隔。

导联 V_3 和 V_4 一般对着_________。

（室间隔）

说明：室间隔是左右心室的共同壁。在这里房室束分为左右两个束支。

对胸导联 V_3 来说，胸电极是_________的（正的或负的）。

（正）

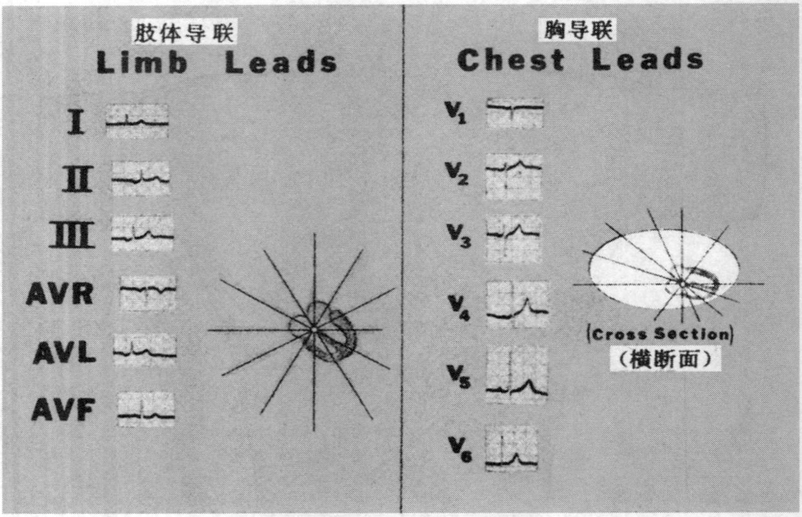

标准的心电图,6 个胸导联和 6 个肢体导联各放在一列上。这是一份 12 导联心电图。

标准的心电图有 6 个胸导联,通常按从 V_1 到________的顺序排列。

(V_6)

肢体导联都在与病人胸部________的一个平面上(这是额面)。

(平行)

胸导联在________上包绕着心脏。

(水平面)

说明:胸导联形成一个平面,将身体分为上下两部分。

1. 速率
2. 节律
3. 心电轴
4. 肥厚
5. 梗塞

实际读心电图时，你应当检查 5 个方面。

在心电图解释中，最有价值的方面是速率、节律、心电轴、肥厚和梗塞。这些均有同等重要的意义。因此这里没有空白可填。

说明：应按以上顺序考虑这 5 个方面。

熟悉这 5 个方面的定义。

准备好了吗。

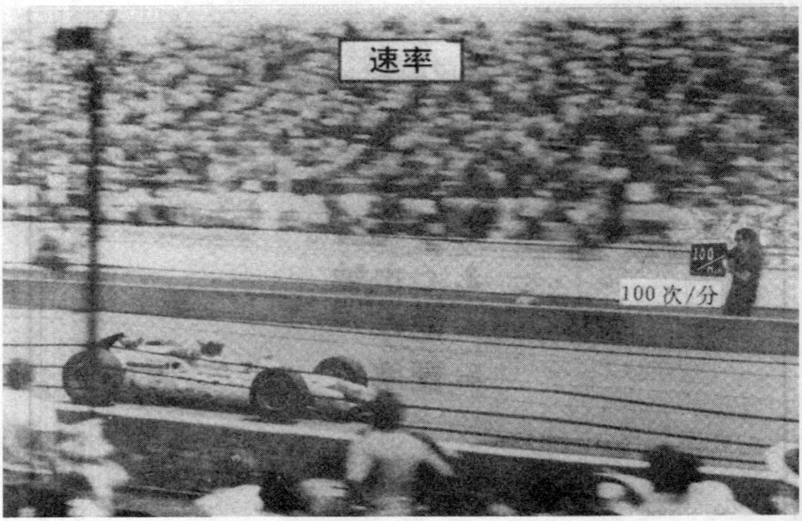

阅读心电图时，应首先考虑速率。

说明：该图中的信号不是告诉司机关于他的汽车的速率。拿着信号牌的是一名内科医生。他一直监测司机传送的心电图。信号告诉司机他的心率是多少(他稍微有点兴奋)。

当看一份心电图时，你首先应该检查________。

(心率)

心率为________心动周期数。

(每分钟)

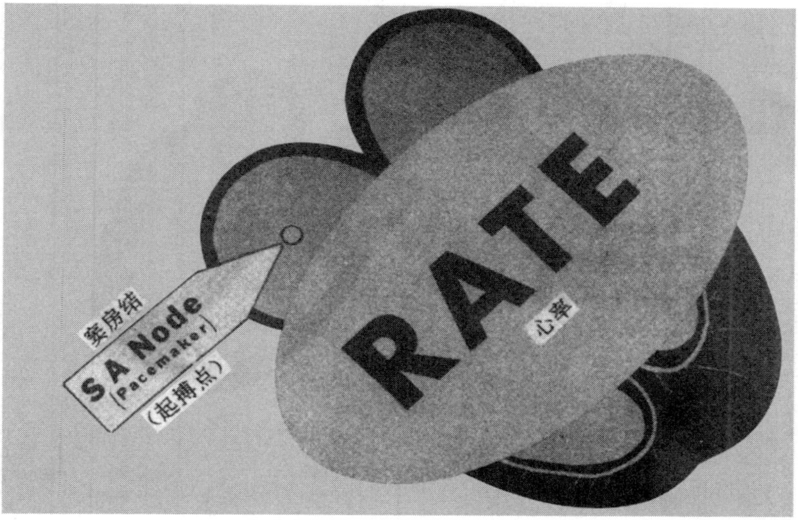

正常情况下，窦房结决定心搏速率。

心脏的心率正常情况下由________决定。

（窦房结）

窦房结位于右________的后壁内。

（心房）

窦房结是正常心脏的________。

（起搏点）

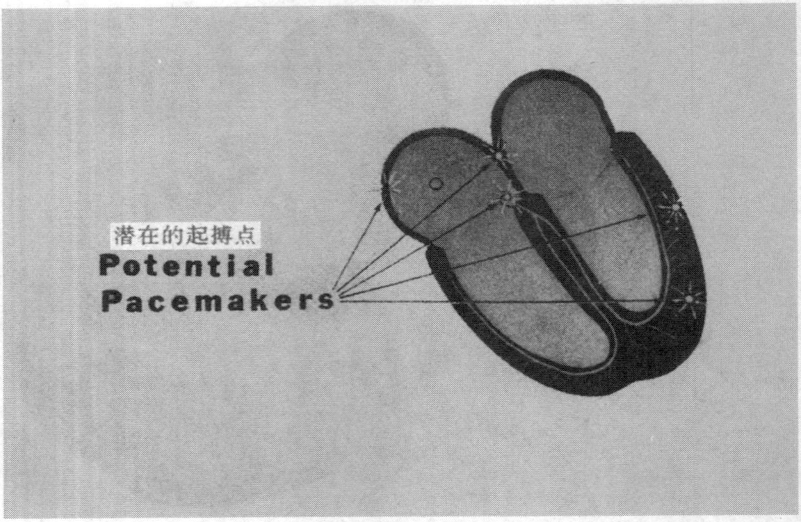

如果正常起搏机制不能发挥作用的话，心脏的其它部位有能力决定心脏跳动的速率。

如果起搏点不能正常地发挥作用，________起搏点能取代它并决定心搏速率。

（潜在的）

说明：这些潜在的起搏点称为“异位的”起搏点。它们只在疾病或紧急情况下发挥作用。

潜在的起搏点存在于心脏各部分中，包括________、心室和房室结。

（心房）

正常情况下，这些起搏点是电静止的，并且不发挥________。（这就是为什么叫它们“潜在的”）

（功能）

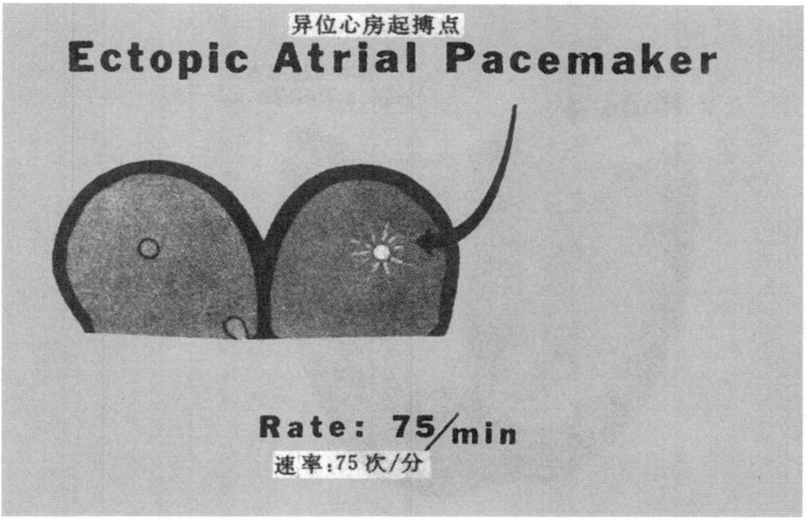

心房有潜在的异位起搏点，任何一个都可能以 75 次/分的速率接任起搏活动

如果窦房结不能工作，一个异位的心房________可能取代它并决定速率。

(起搏点)

当一个心房异位灶接任决定速率的责任时，它通常以每分钟________次的速率放电。这与窦房结决定的正常速率非常接近。

(75)

说明:在紧急或病理情况下，一个异位心房灶可能突然开始以150～250 次/分的极快速率激动。

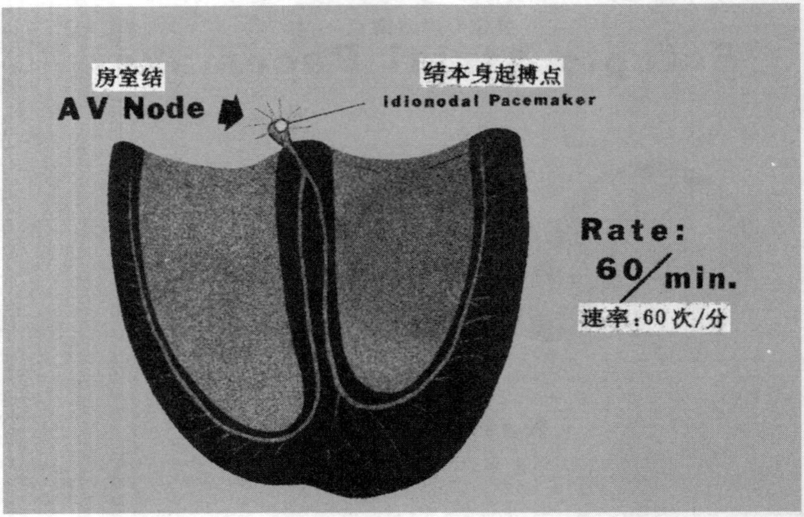

如果没有通常来自于心房的激动,房室结发出激动的速率是每分钟 60 次。

________有潜在的起搏点。正常情况房室结是一个电的中继站,获得心房除极的电激动并通过它传给心室(即向下传给束支系统)

(房室结)

房室结的速率(结自身速率)通常是每分钟________。

(60 次)

只有来自于________的正常激动不能传下来时,这个异位速率才开始。

(心房或窦房结)

说明:像心房异位灶一样,房室结潜在的起搏点可能快速地激动。在病理或紧急情况下,它可能突然以 150～250 次/分的速率放电。

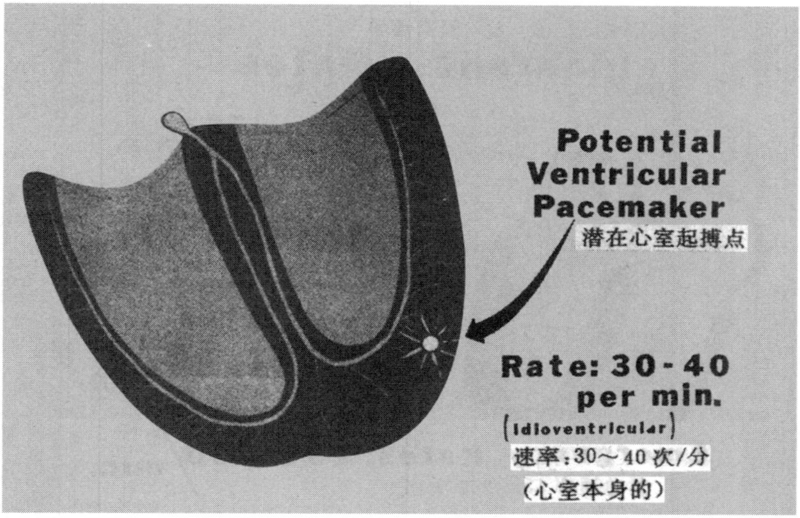

激动的速率是心室也有潜在的起搏点。如果没有从上面下来的激动,它们发出 30～40 次/分。

________也有潜在的起搏点。

(心室)

当没有从上面来的正常激动时,心室起搏点发出________次/分的激动。

(30～40)

这个独立的心室速率存在时,叫做________。

(心室自身速率)

说明:在这些起搏点血液供应不好的(及氧供应不足)紧急情况下,它们可能以极快的速率激动,以矫正生理学上的不足。这种情况下,心室异位灶可能突然以 150～250 次/分的速率激动。

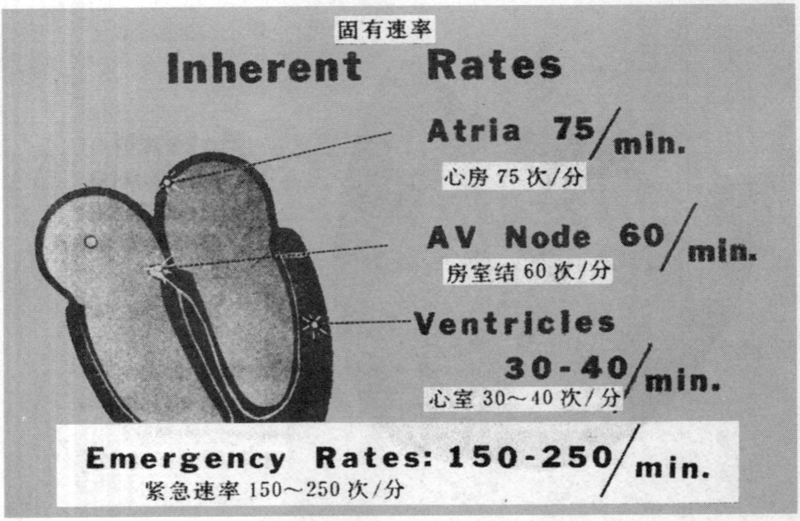

当正常起搏失败时，心房、房室结和心室的异位灶可以以它们本身固有的速率放电。

心室可被一个异位灶以________的速率起搏。

(30～40 次/分)

心房异位灶可以使心脏以每分钟________次的速率搏动。但房室结的起搏点以每分钟 60 次的较低速率激动。

(75)

说明：在紧急或病理情况下，这三个部位任何一个异位灶都可能以快速的速率放电。对于心房、房室结和心室灶，快速率(150～250 次/分)是一样的。

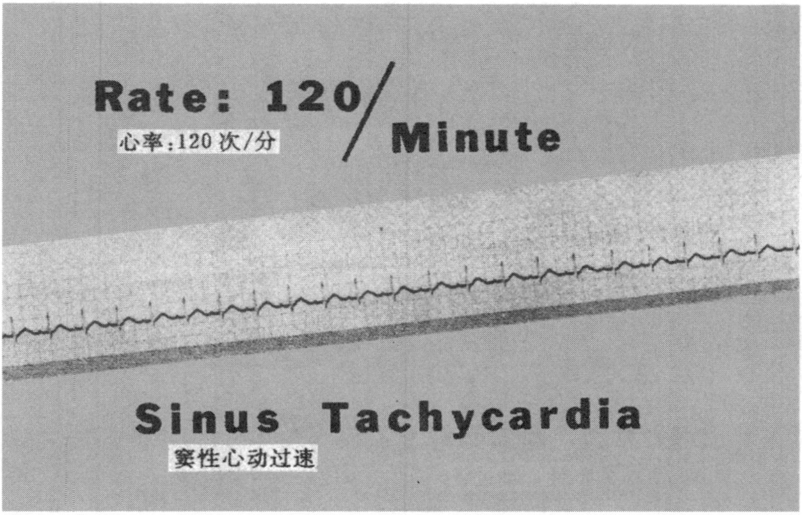

快于 100 次/分的速率叫做窦性心动过速。

当________正常时,心率快于 100 次/分为窦性心动过速。

（节律）

所谓正常节律即一个有规律的节律。它从________正常地发出,并且每一个重复周期占同样的时间,给出一个稳定的连续的速率。

（窦房结）

窦性心动过速意味着________于窦房结。

（起源或开始）

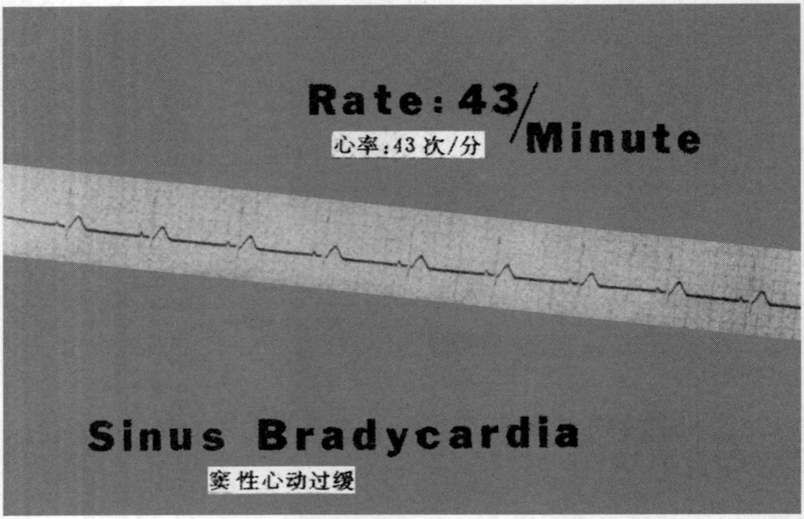

心率低于每分钟 60 次叫做窦性心动过缓。

窦性________意味着窦房结发出的速率很低。

（心动过缓）

当节律正常时，心率低于每分钟________次，即窦性心动过缓。

（60）

说明：尽管 QRS 综合波之间明显分开，但 P、QRS 和 T 波仍然是很接近的。只是在周期之间有较长的停顿。

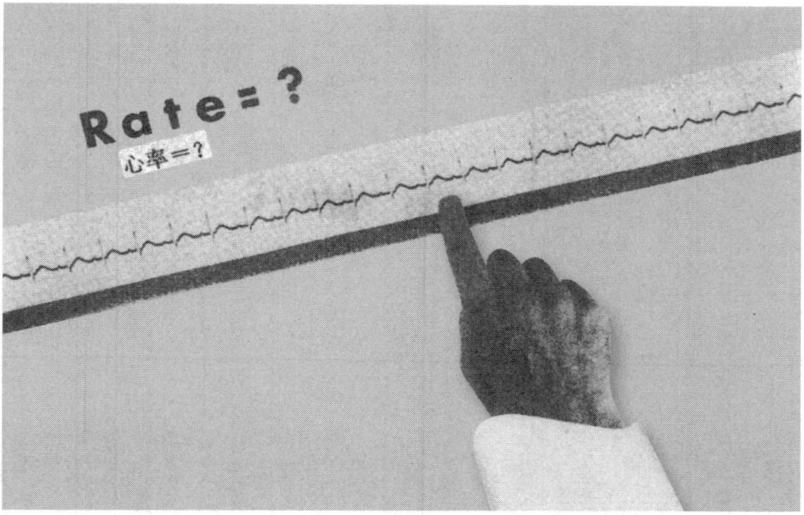

我们的主要目的是不用特殊的设备而迅速地计算出心率。

完成该课程后，你就能迅速地测定________。

（心率）

不需要特殊的设备和量尺就可以________心率。

（计算）

说明：在紧急情况下，你或许找不到计算器，把它扔到一边去吧！

只通过观察就能告诉我们________。

（心率）

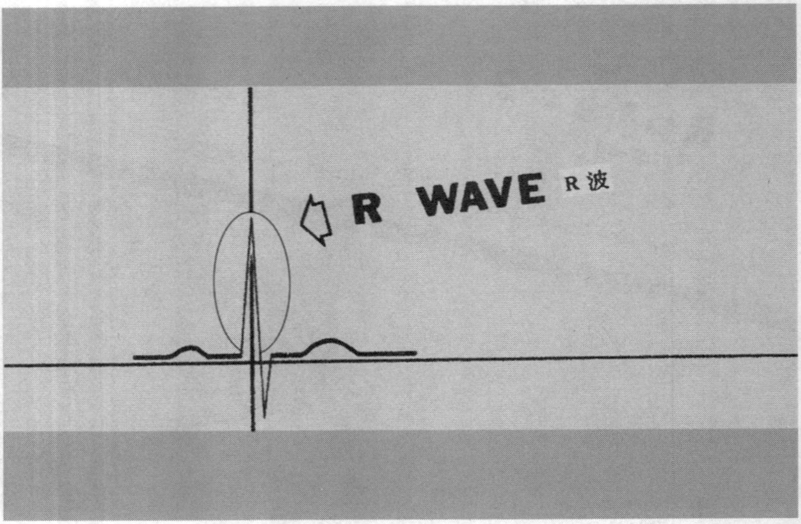

首先找到一个恰好落在粗黑线上的 R 波。

计算心率时应该首先找到________波。

(R)

现在，找一个落在________上的 R 波。

(粗黑线)

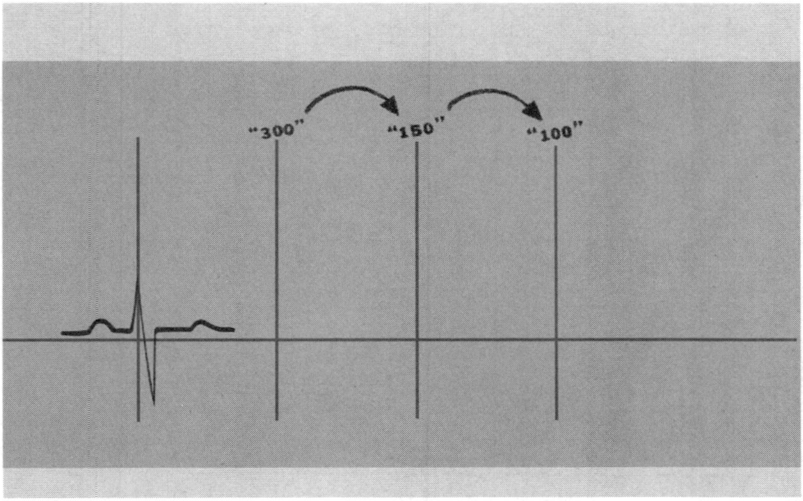

其次，如图所示，对其后的三条粗黑线分别记为 300、150、100，记住它们。

下一条粗黑线为________，接下来两条粗黑线分别是________、________。

(300)(150)(100)

说明：R 波所在的线不命名，只命名其后的三条粗黑线。

R 波所在线后面的三条粗黑线依次是________，________，________。

(300，150，100)

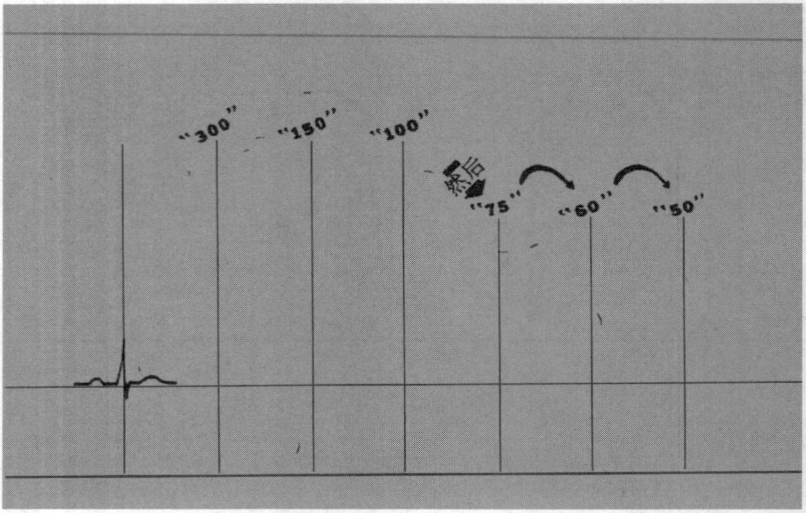

然后，将"300、150、100"之后的三条粗黑线分别记为"75、60、50"。

"300、150、100"之后的三条粗黑线为"________，60 和 50"。

(75)

记住后三条线为"________ ________ ________"。

(75,60,50)

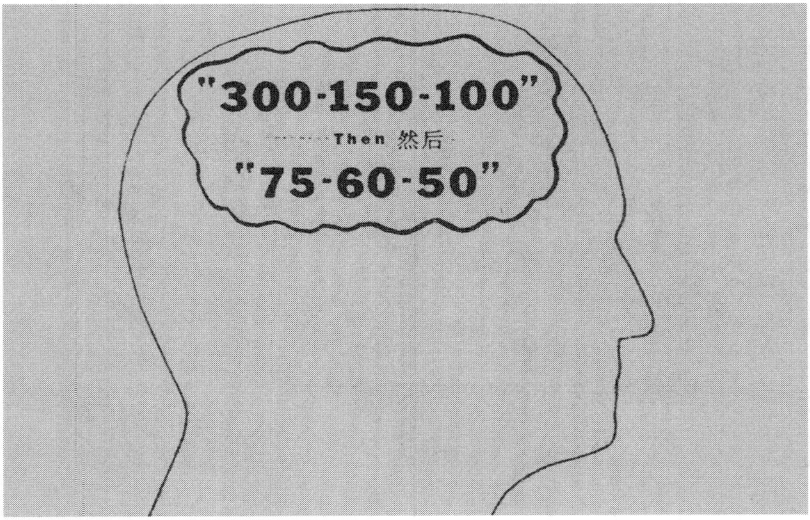

记住这 3 条一组的 6 条线，直至成为第二天性，保证你不用看图就能说出来。

必须________这 3 条一组的 6 条线，“300，150，100”和“75，60，50”。

（记住）

要能够命名 R 波________的粗黑线后面的线，三条一组来记忆更容易些。

（所在的）

不要去数后面的线——要用________的方式给它们命名。

（三条一组）

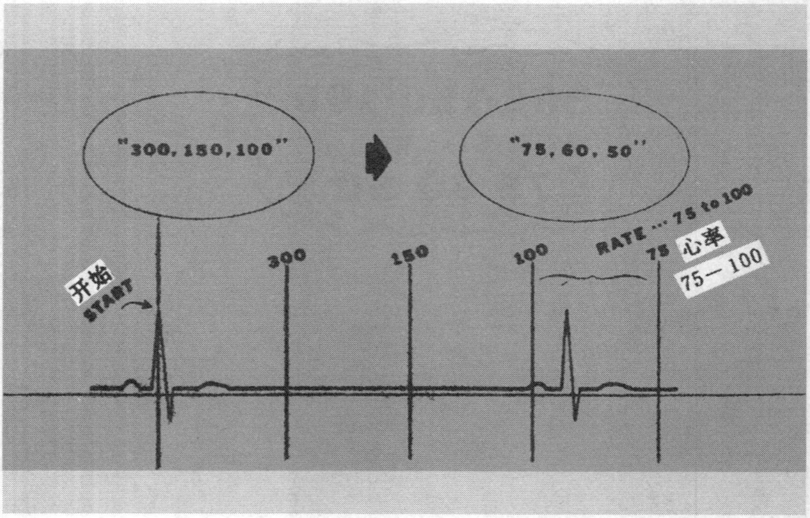

当下一个 R 波出现时，测定心率。就这么简单。

第一个 R 波出现在一条粗黑线上，然后寻找下一个________波。

(R)

下一个 R 波出现时就给出了________。没必要进行数学计算。

（心率）

如果 R 波出现在“75”线上，心率是________。

（75 次/分）

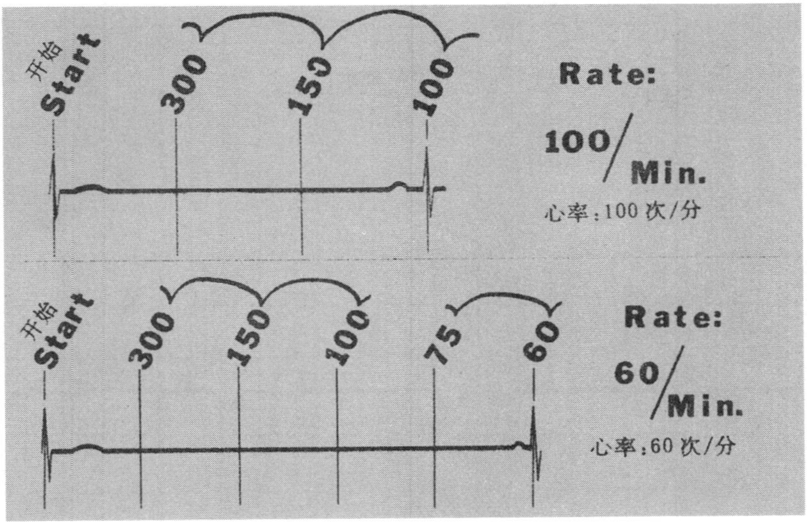

知道了“300,150,100”和“75,60,50”这 6 条线,你即能看心电图,说出近似的心率。

3 条一组的线是:第一组“________,________,________。”然后“________ ________ ________。”

(300,150,100)(75,60,50)

如果第二个 R 波落在“100”和“75”之间,这可能是个正常的________。(记住:正常的心率大约是 80)

(心率)

仅仅记住这________的 6 条线,你就能立即说出心率。

(三条一组)

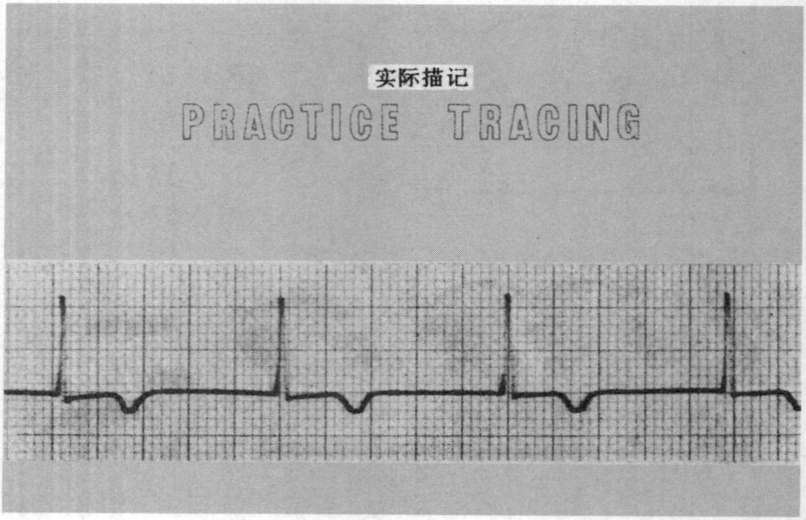

这是一份病人的心电图，心率较通常心率慢。

上述心电图的心率是每分钟________次。

(60)

如果告诉你这个心率起源于异位起搏点，你大概应该怀疑起源于________。（只从心率考虑）

（房室结）

说明：这确实是起源于房室结的一个节律。这就是你为什么见不到 P 波的原因。

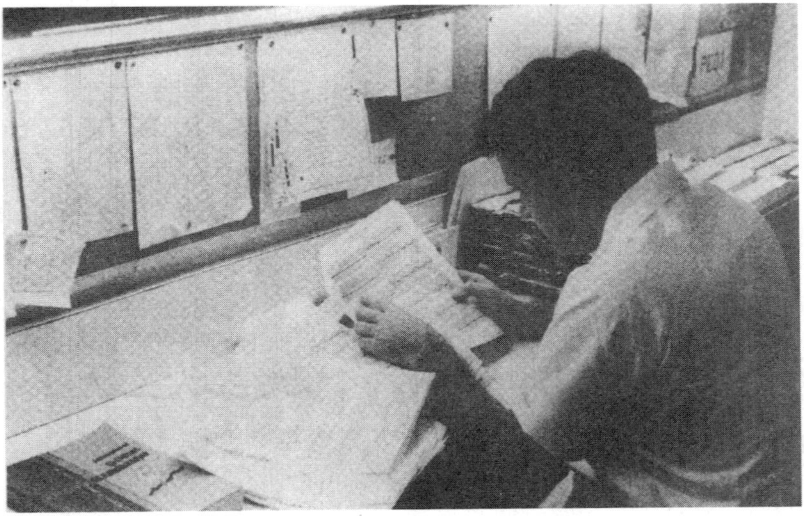

你不再需要滑动计算尺。现在你可以通过简单的观察很容易地测定心率。

只通过________，你就可以在心电图描记的任何时刻测定心率。

（观察）

不要依靠 EKG 尺或滑动计算尺来测定________。

（心率）

在你没有随身携带尺子的情况下，可能需要知道所描记________的心率。

（心电图）

说明：你总会带着自己的头脑吧！

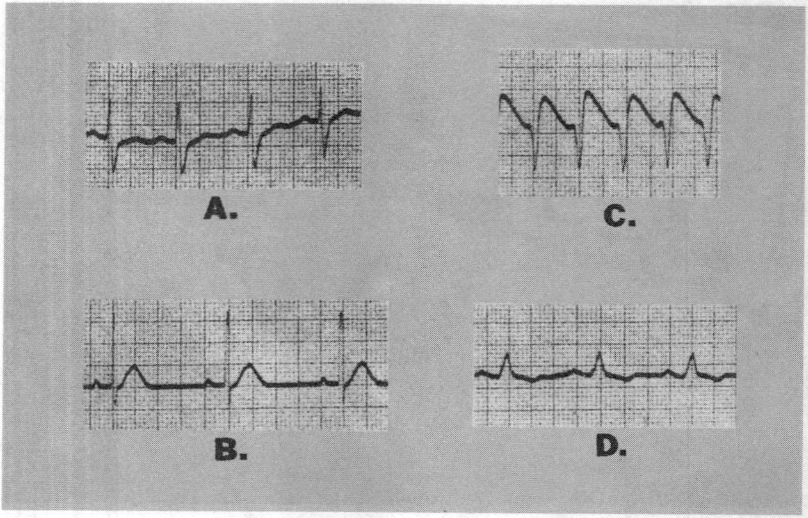

给出以上心电图近似的心率。

A. ________次/分。

(100)

B. ________次/分。

(60)

C. ________次/分。

(150 左右)

D. ________次/分。

(75)

两条粗黑线之间的距离代表 1/300 分。
因此两个 1/300 分＝2/300 分＝1/150 分（或 150 次/分）
三个 1/300 分＝3/300＝1/100 分（或 100 次/分）

这是对用粗黑线来命名速率的说明。

5 条连续的粗黑线之间的时间单位数是________。

（4）

所以它代表$\frac{4}{300}$分或每分钟________次的速率。

（75）

因此，如果心脏收缩 75 次/分，可以预料在 5 条粗黑线内有________个 QRS 综合波。

（一）

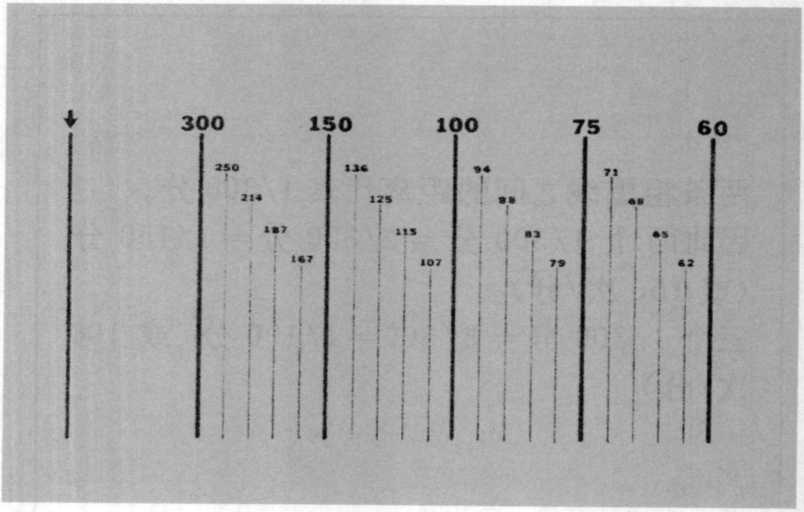

尽管五部分的记忆已是一个巧妙的办法，但还可能更精确地计算心率。

说明：诚然，记忆再细分的部分是一项艰巨的任务。但是如果你需要，可参照这里提供的信息。

说明：对于低于 60 次的速率，可阅读后面几页简单的计算方法。

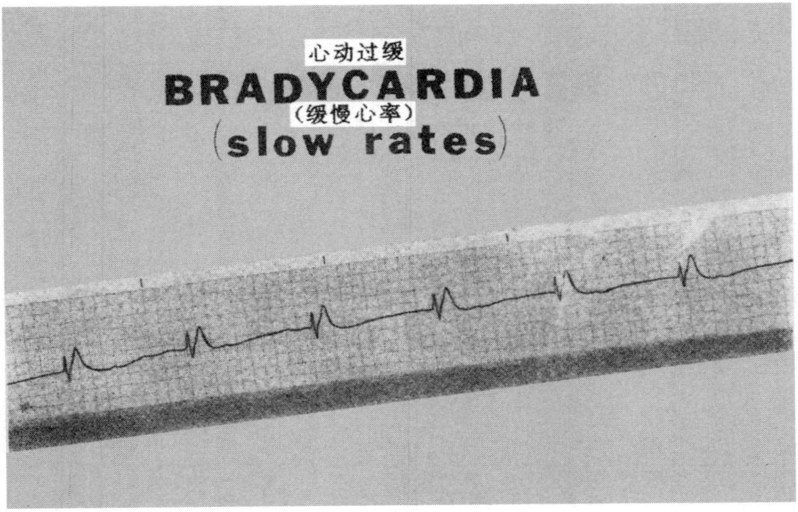

我们提供另一种简单的方法，可迅速识别很慢的心率。

缓慢的心率叫做________。

（心动过缓）

你可以应用另一种方法来________这些很慢的心率。

（计算）

说明：三条一组的方法给我们一个很大范围的心率。“300，150，100”和“75，60，50”意味着你可以测定300到50的心率。很慢的心率指低于每分钟60次的心率。

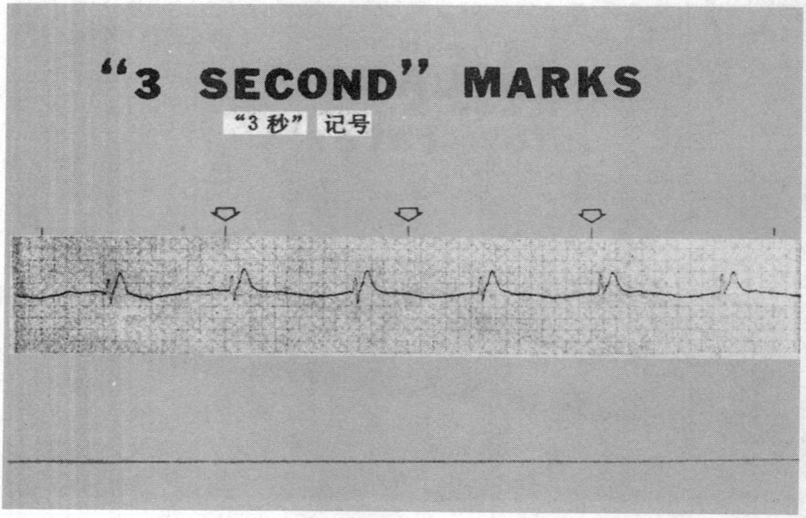

心电图上有小的竖着的记号，标记着"3 秒"间隔。

在心电图上有小的________记号。找一条心电图描记图纸查看一下。

（竖着的）

这些竖着的记号叫做"3 秒"________记号。

（间隔）

说明：有些心电图图纸用黑点标记 3 秒间隔。

心电图机开动时，两个记号之间的长度的纸用________通过描记针。

（3 秒钟）

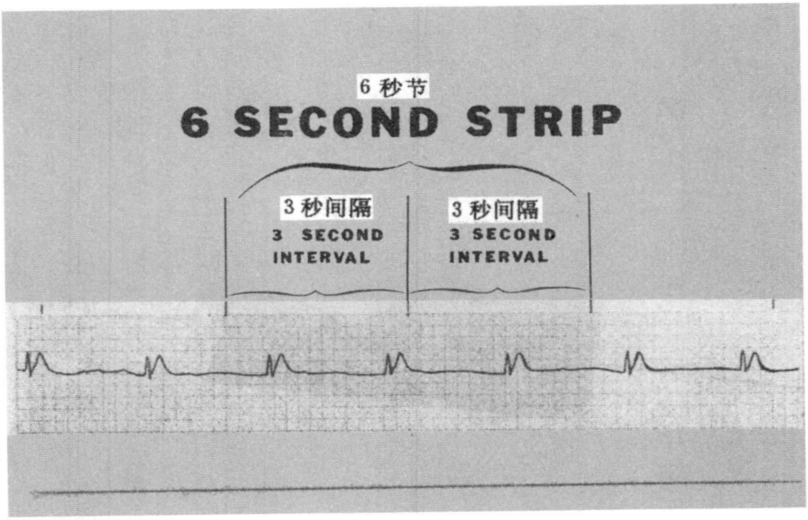

两个 3 秒间隔为一个 6 秒节。

一个 3 秒间隔为两个________之间的距离。

（3 秒记号）

两个 3 秒间隔为一个________。

（6 秒节）

6 秒节代表机器 6 秒钟所使用的________的量。

（心电图纸）

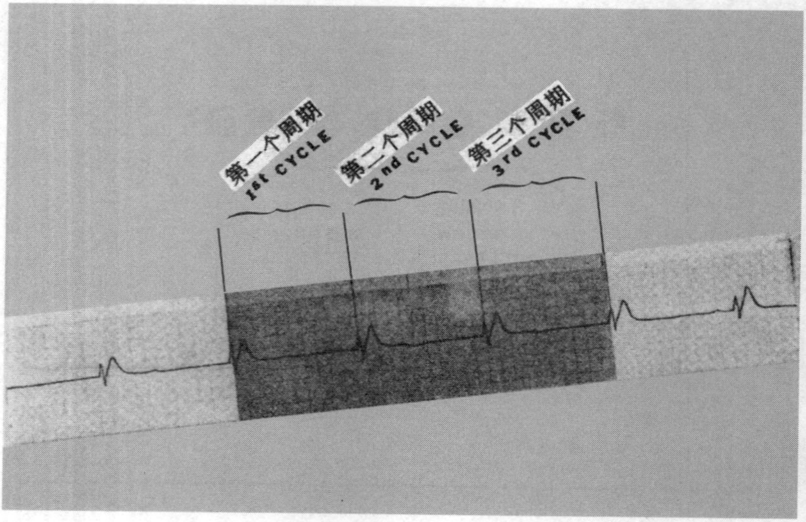

数一下 6 秒节内完整的周期数(R 波到 R 波为一个周期)。缓慢心率只有较少的周期。

一个完整的心动________是从某特定的波至该波再次出现所经时间。

(周期)

因此,R 波到________波为一个周期。

(R)

在________节内数周期数。

(6 秒)

60 秒÷6 秒＝10
（1 分钟）

所以：$\frac{\text{周期数}}{\text{每 6 秒节}}$×10 ＝60 秒的周期数
＝心 率（周 期 数/分）

用 6 秒节内的周期数乘 10 得到心率。

心电图上记录的 10 个 6 秒节等于 1 ________。

（分钟）

每分钟的周期数即________。

（心率）

因此，每个 6 秒节的周期数乘________即心率。

（10）

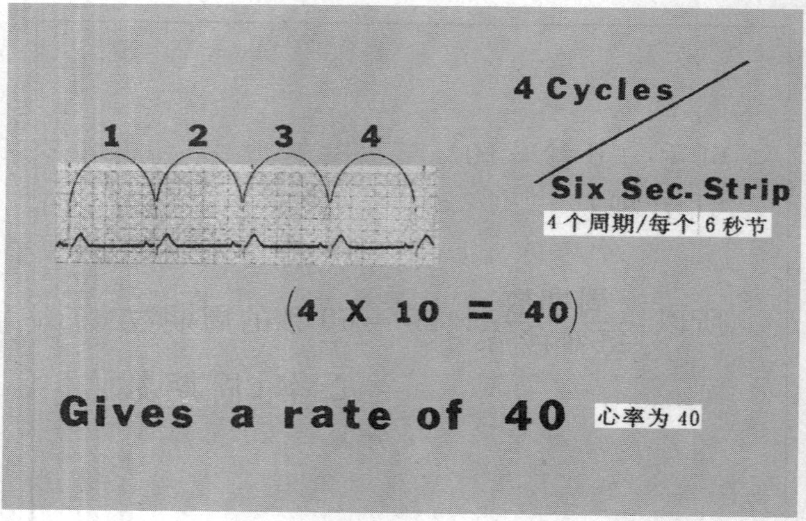

每个6秒节的周期数加上个“0”,就可以得到心率。

对极缓慢的心率或________首先找到一个6秒节。

（心动过缓）

数出该6秒节内的________。

（周期数）

并且乘以________,即得到心率。

(10)

说明:乘10可以在每个6秒节周期数右侧加个“0”而完成。例如,5个周期/6秒节即心率为50。

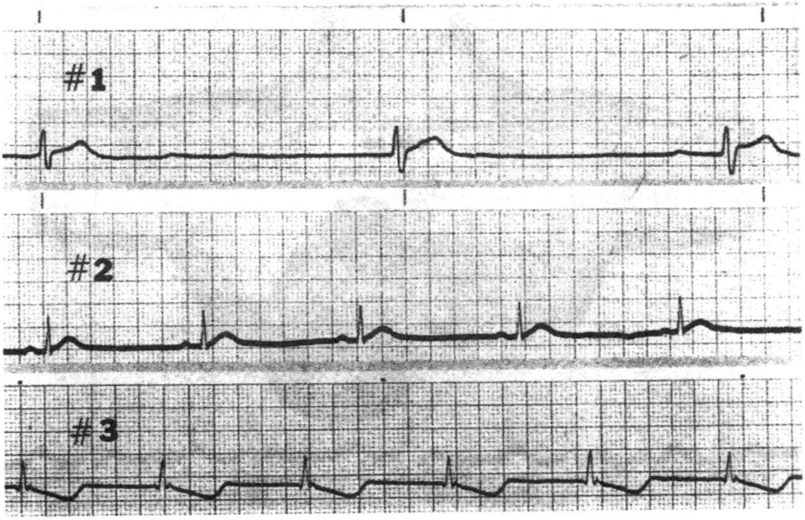

给出这些心电图的近似心率。

心率：#1　每分________次。

(20)

#2　每分________次。

(45)

#3　每分________次。

(50)

说明：找一些心电图，你会惊奇地发现你可以多么容易地测定心率了。

说明：翻到本书后(267 页)小的笔记卡，复习速率。

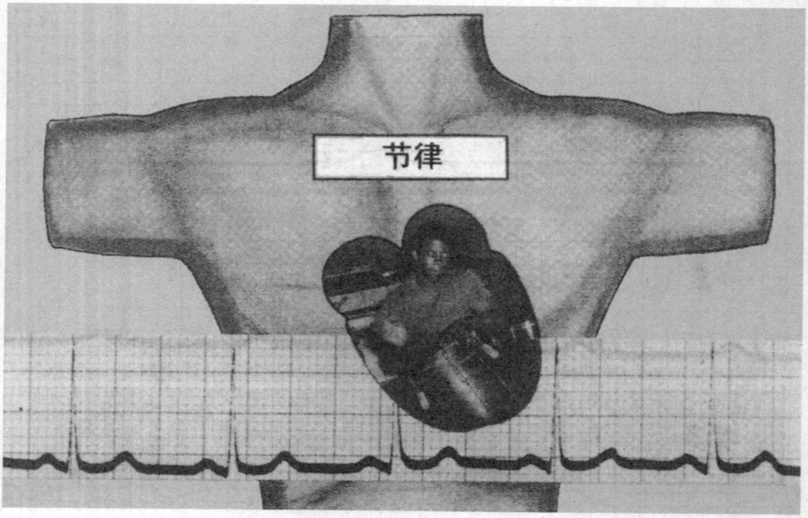

心电图是识别心律失常(异常节律)最准确的手段。如果了解心脏的电生理,心律失常便很容易诊断。

________一词系指异常节律或打破了正常规律的节律。

(心律失常)

________记录了在物理检查时看不到,感觉不到并听不到的心脏全部电现象,因此提供了一个检查心脏节律变化的非常准确的手段。

(心电图)

说明:为了理解心律失常,必须首先熟悉心脏的正常电生理(即正常的电传导途径)。

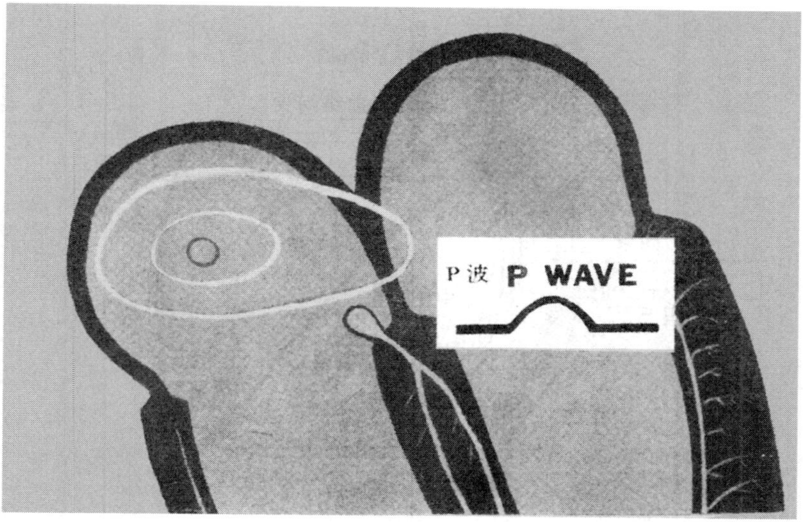

由窦房结发出的起搏冲动以除极波形式通过两个心房扩展开。

________产生起搏活动的电冲动。

（窦房结）

窦房结发出有规律的冲动，导致心房________。

（收缩）

该激动波叫________，它从窦房结以波的形式扩散，在心电图上描记为P波。

（除极波）

说明：SA结实际就是“窦—心房”结，因此起源于该结的冲动，在规则的“窦房结”节律时，常称为“窦性的”。

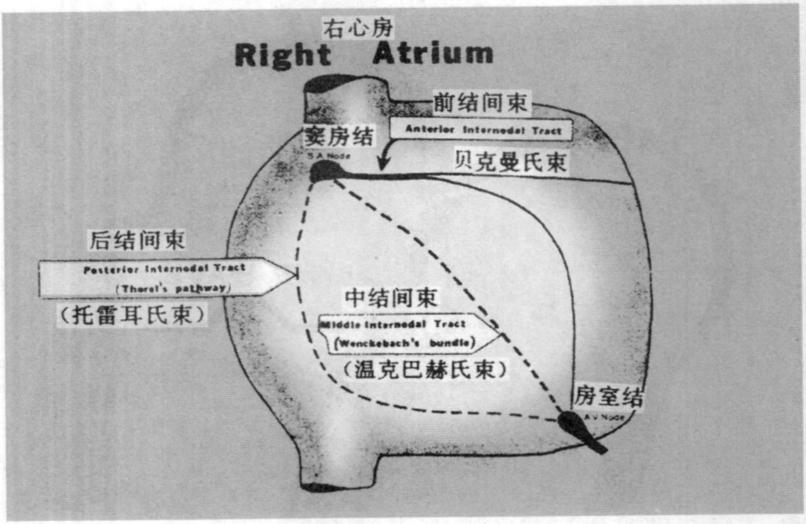

心房的传导系统由三条特别的传导途径组成。

我们已经知道三条总的心房传导途径,前、中和________结间束。

(后)

后结间束通称为________途径。

(托雷耳氏)

本页用做参考。虽然还没有描述涉及这些优先传导途径的特殊病理情况,但是将来肯定会介绍的。目前,知道有这么回事就足够了。

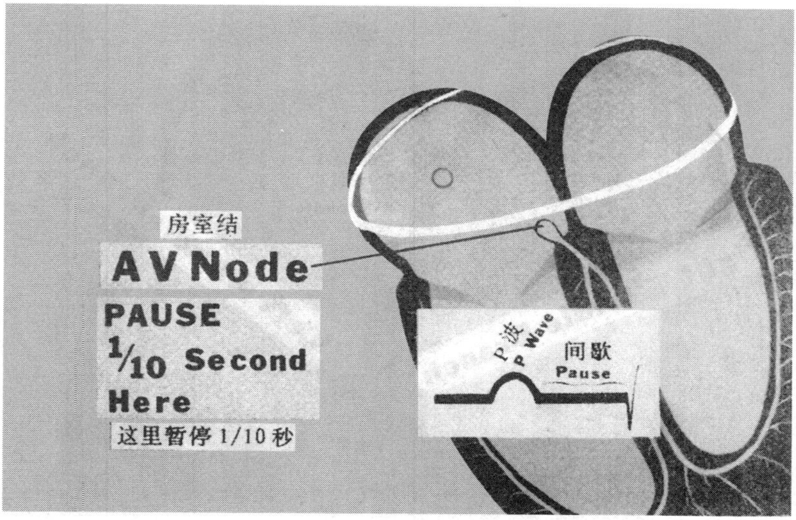

当这个冲动到达房室结时，在房室结激动之中有 1/10 秒的间歇。

在心房除极的兴奋通过房室结的过程中，有一个________。

（间歇）

说明：房室结是因其在心房和心室之间的位置而命名的。（写作“AV”）。房室结又简称为“结性的”。因此，“结性节律”或“结性早搏”中的“结性”指的是房室结。

这个间歇期间没有心脏电活动，仅由________和 QRS 综合波之间的平坦基线表示。

（P 波）

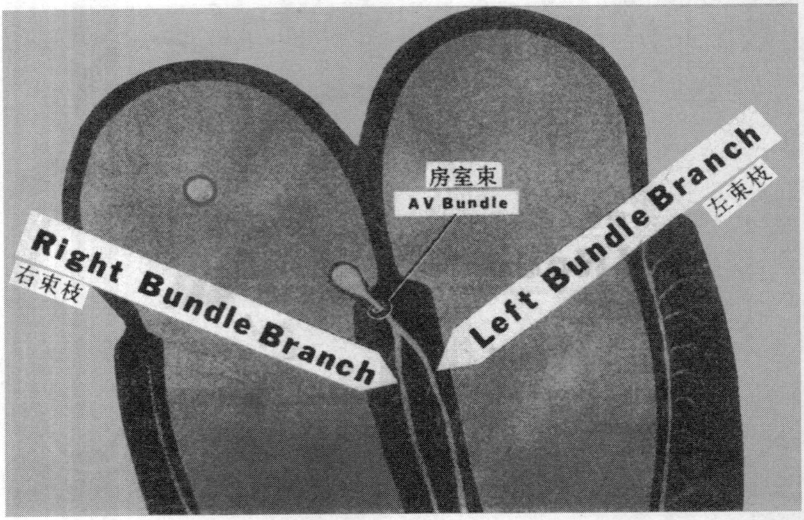

房室结一旦被激动就将电冲动向下传到右束支和左束支以激动两个心室。

一旦房室结被激动它就将电冲动传到________。

（房室束）

该冲动从房室束向下传到________和________。

（左束支）（右束支）

该冲动迅速地传送到两个________，使它们同时除极。

（心室）

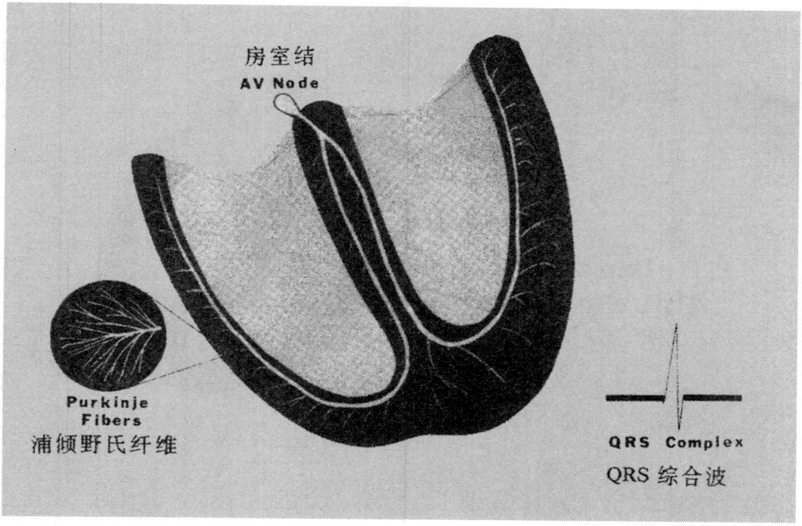

该房室结——束支系统是由迅速传送电冲动(除极)的特殊分化的神经组织组成。

该房室结——束支系统是由特殊分化的________组成。

(神经组织)

该神经组织迅速传导________。

(电冲动)

说明:我们想说明这样的事实,该特殊分化的神经组织迅速地将兴奋传遍心室。心肌本身传导生物电是比较慢的,因此容易识别起源于心室神经传导系统以外的病理兴奋(它们在心电图上行进较慢)。

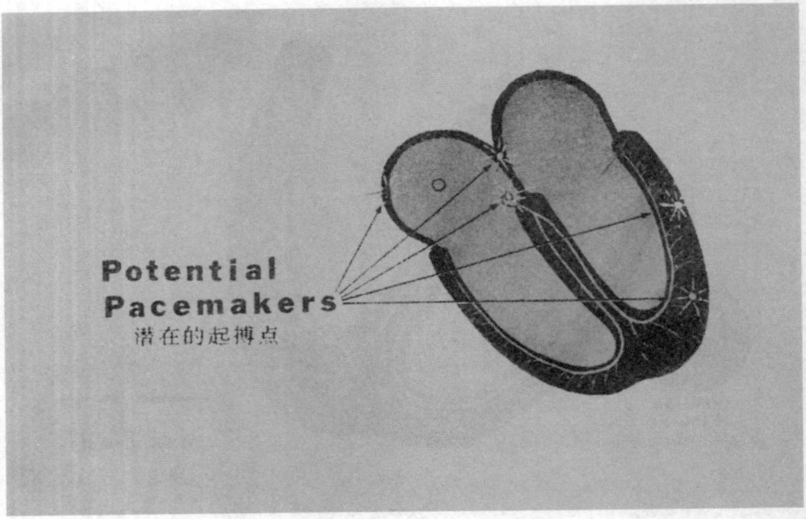

在两个心房、房室结和两个心室都有潜在的起搏点，如果正常起搏失败，它们可以取而代之。

心房、心室和________都存在着潜在的起搏点。

（房室结）

这些潜在起搏点是紧急起搏点，如果正常起搏活动失败，它们可以取代其________活动。

（起搏）

这些潜在起搏点在正常生理条件下通常不发挥功能，把它们叫做________灶。它们可以发出一个或一系列冲动，使该区域发生除极。

（异位）

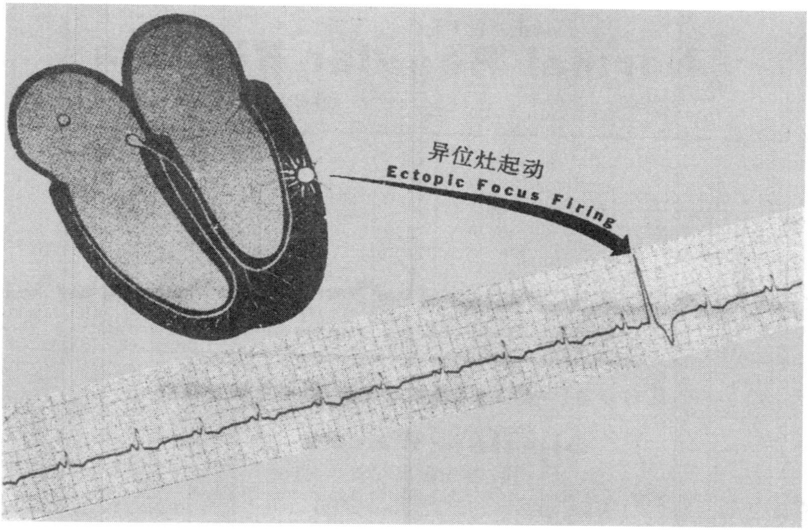

这些异位灶在非紧急情况下偶尔发出一个电冲动，特别是在有心脏疾患时。

异位灶是能够产生________的一个区域。

（兴奋）或（激动或冲动）

异位灶兴奋的出现，可能指示有________。

（心脏疾患）

说明：如果知道心脏的正常电生理（传导）并了解存在着异位灶，所有的心律失常就都容易理解了。每出现一种心律失常，都可以在心脏电活动中看到它的发生，因此对心电图的解释也成了一件容易的事情。不必死记硬背，持久的知识来自于理解。

这些异位灶可能发出一个或________电冲动。

（一系列）

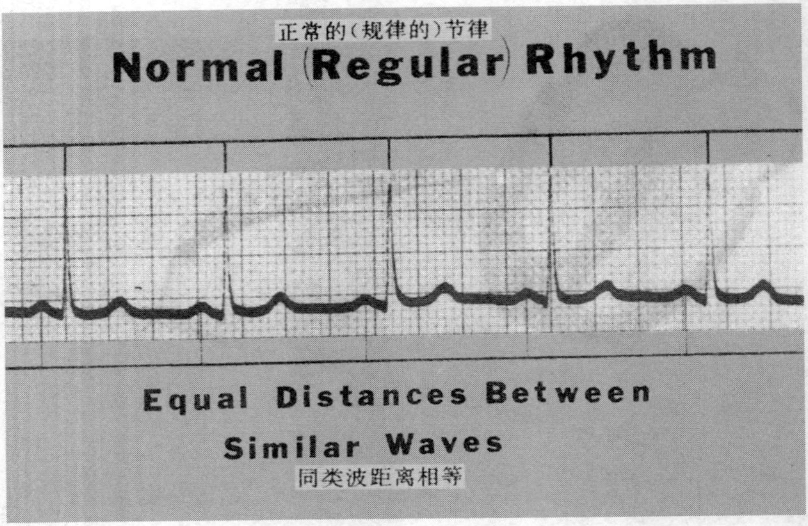

正常的心脏节律是出现距离相等的同类波。

心脏的正常节律是________。

(有规律的)

典型的规律的节律中________距离相等。

(同类波)

说明：正常的节律常叫做规则的窦性节律或正常窦性节律，因为它们起源于窦房结。

节　　律

无规律节律
期前搏动和漏搏
快速节律
心脏传导阻滞

心律失常可以分为几大类。

说明:不必要记忆这四类心律失常,这种分类主要是帮助你能从表现上迅速认识其病理。明确了心电图图形相应的生理学含义,即能理解所有心律失常的机制。

无规律节律

窦性心律失常
游走心律
心房纤颤

无规律节律是正常顺序的波(P—QRS—T)但其节律不断变化。

________节律则不能预知其后出现的图形,整个心律均无规律。

(无规律的)

说明:某些人把这些节律紊乱叫作无规律的不规则,因为从未发现无规律的规则图形。

此类中通常能见到正常顺序的波(即________)。

(P—QRS—T)

但是 P—QRS—T 周期之间的间隔则不断地________。

(变化)

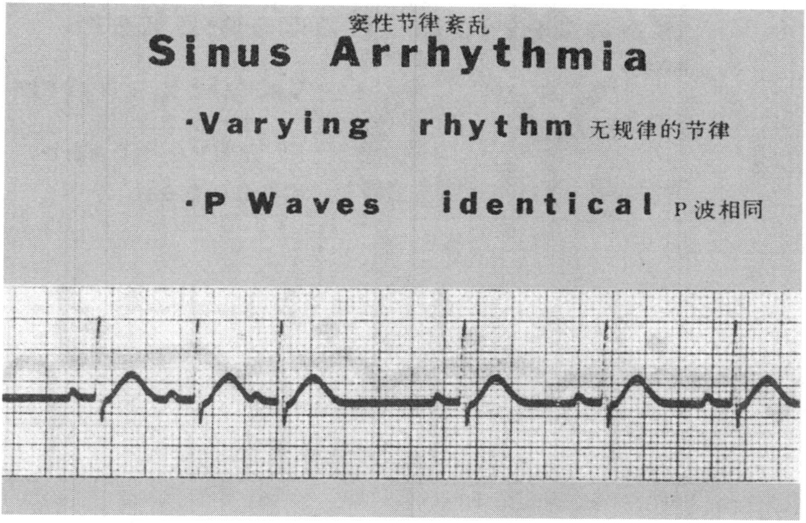

窦性节律紊乱是一种不断变化的不规则节律，常是因冠状动脉疾患引起。（病窦综合症）

在窦性心律紊乱中，起搏的冲动________窦房结（因此前面用“窦性”）。因为所有的起搏都起源于窦房结，所以所有的________是一样的。

（起源于）（P波）

起搏活动很不规则，起搏点的________以不相等的间隔发出。

（冲动）

每一个周期的P—QRS—T波在大小和形态上通常是________，但是各个周期的时间是不规则的。

（正常的）

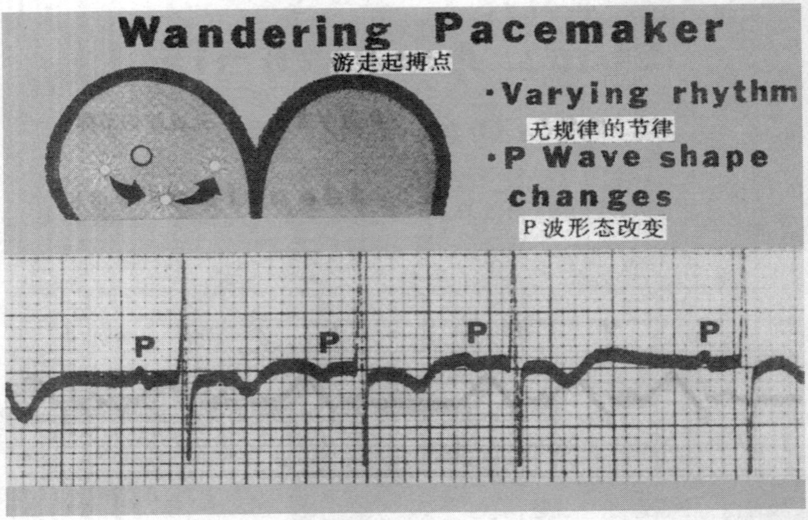

游走起搏点是由起搏点的位置变化引起的一种不断变化的节律，它的特点是 P 波形态各异。

游走起搏点起搏________从一个病灶游走到另一个病灶。

（活动）

游走起搏活动的结果是节律________，并且节律类型不一致。

（极不规则）

由于起搏活动位置的改变，游走起搏点的________有各种形态。

（P 波）

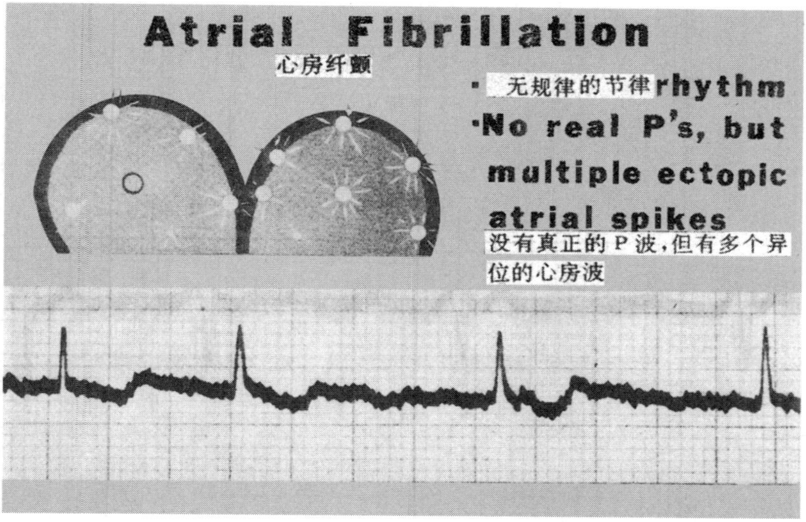

心房纤颤是由心房内多个兴奋灶的发放所引起。没有一个冲动完全使心房除极，并且偶尔有一个兴奋能通过房室结。

心房纤颤是由心房内多个不断发放电冲动的异位________引起。

（兴奋灶）

由于没有一个冲动能使两个心房都除极，我们看不到任何真正的________。

（P 波）

因为只偶尔有冲动到达房室结引起一个________，所以房颤总是表现出完全不规则的节律。不规则的心室反应形成的节律可快可慢。

（QRS 综合波）

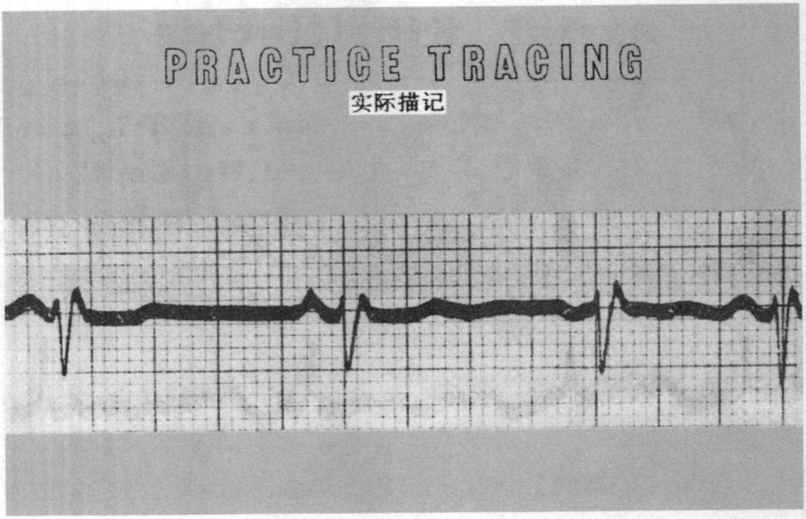

这是对一个脉搏极不规则的患者的描记。

在这个实际描记中，我们看到一个不规则的节律，从中看到可识别的________，因而能排除心房纤颤。

(P 波)

这些 P 波是不一样的，所以可以认为该描记可能不是________心律紊乱。

(窦性)

因此其诊断是________。很容易，是吧!

(游走心律)

期前搏动和漏搏

期前搏动
逸搏
窦性停搏

当波比预期的出现早时，可以认为是期前收缩。漏搏指的是基线的空白区域。

说明：期前搏动和漏搏是一种总的分类，它是一组可以通过肉眼识别的心律失常，通常阅读心电图，在重复连续的周期中很容易看出中断之处，为了解释为什么有间歇或期前收缩，有必要进一步辨别。

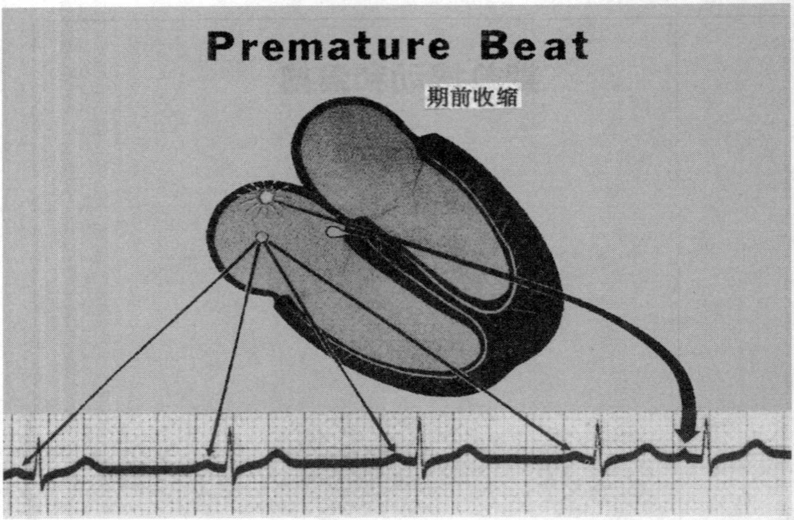

由各种异位兴奋灶提前激动形成的波即期前收缩，这些波在周期中比通常波出现得早。（这里前四个周期是正常的）。

像早产儿一样，期前收缩比预期的出现________。

（较早）

这些期前收缩一般起源于________兴奋灶。

（异位）

期前收缩看起来可能是正常的________或稀奇古怪的形态，但是它们都在周期的早期突然出现。

（波）

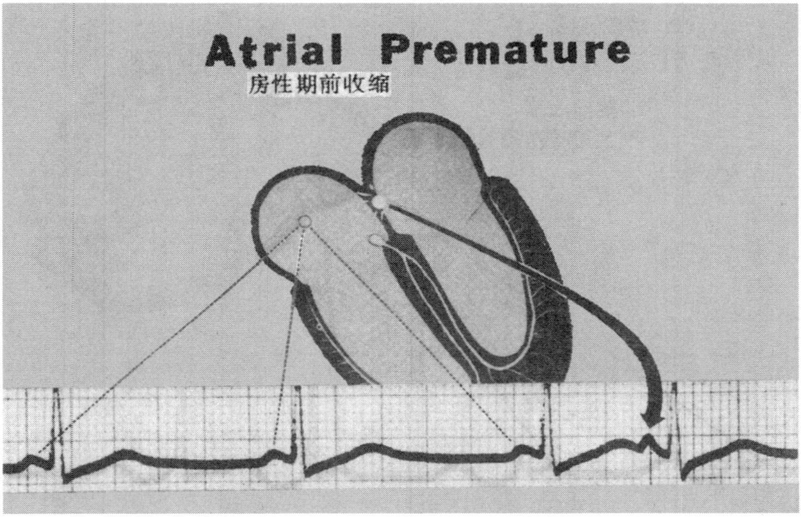

来自于心房异位兴奋灶的房性期前收缩产生一个比预期早的异常 P 波。

房性期前收缩起源于心房中的异位兴奋灶，并且应该比正常的________出现的时间要早。

（P 波）

因为这种兴奋不是起源于________，它的形态与同一导联中其他 P 波不同。

（窦房结）

该异位兴奋以类似于正常兴奋的方式使心房除极，所以房室结获得这个兴奋，正如它是正常的________一样。

（P 波）

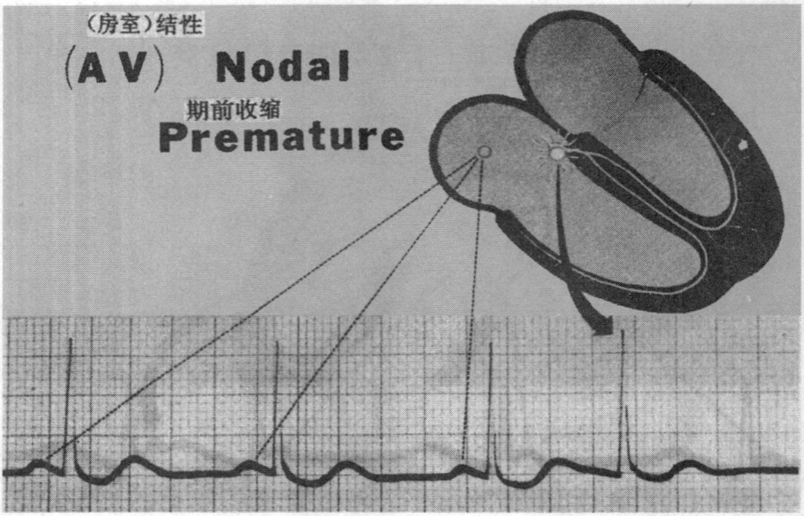

结性期前收缩是起源于房室结的异位放电，所以冲动以正常方式向束支传递。

结性期前收缩起源于房室结内的兴奋灶，该兴奋灶在________形成下一个周期之前发放。

（窦房结）

因此，人们通常看到一个正常的________，该波发生较早并且一般前面没有 P 波。

（QRS 波）

说明：偶尔该结性兴奋灶向上传递冲动，从下边激动心房（逆向传导）。这种情况发生时，该反向的心房除极，可能产生一个逆向 P 波，该 P 波可能正好出现在 QRS 波之前或之后，或者这个特殊的逆向 P 波与 QRS 综合波融合。

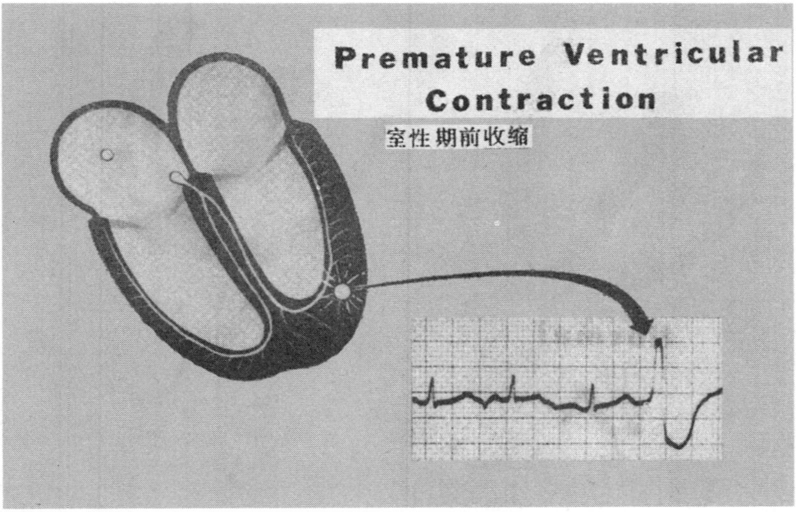

室性期前收缩(P. V. C.)起源于心室内异位兴奋灶。

一个异位冲动可能来源于________某个地方的兴奋灶。

(心室)

室性异位收缩像其它期前收缩一样，在周期的早期发生(在下一________之前)。

(P 波)

因此常称为________的室性期前收缩，在心电图描记上是容易识别的。

(P. V. C)

说明：P. V. C. 指的是心室“收缩”。当你看到 P. V. C. 时，记住有一个(期前的)室性收缩并且有一个相应的，与正常 QRS 一样的脉搏跳动。

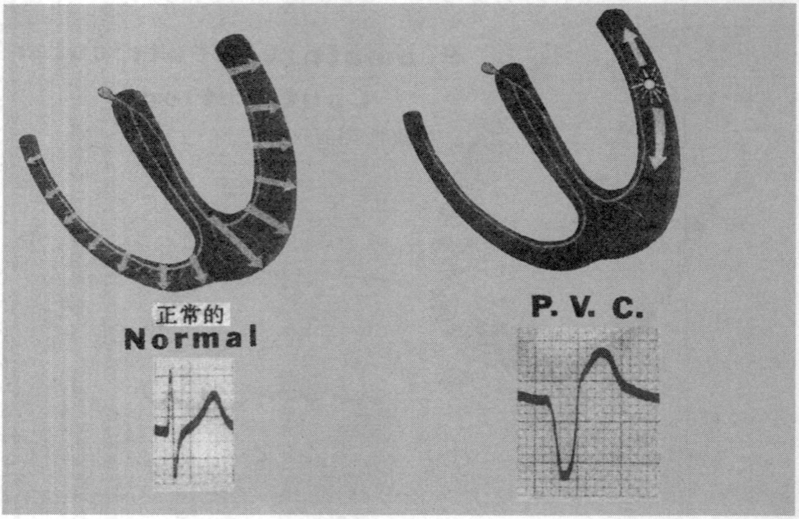

P. V. C 不经通常的束支传导系统下传，因此传导是慢的（很宽的 QRS）。

束支系统非常迅速地传导正常的心室激动，产生一个窄的 QRS ________。

（综合波）（不能只答“波”）

但是该 P. V. C. 冲动起源于心肌（神经传导系统之外），并且心肌细胞传导冲动________。

（很慢）

说明：心脏的神经传导系统以 2—4 米/秒的速度传递冲动。正常心肌只以 1 米/秒的速度传导（没有神经传导系统的帮助）。因此心室的神经传导系统比肌肉组织（心肌）单独传递电冲动的速度快 2—4 倍。

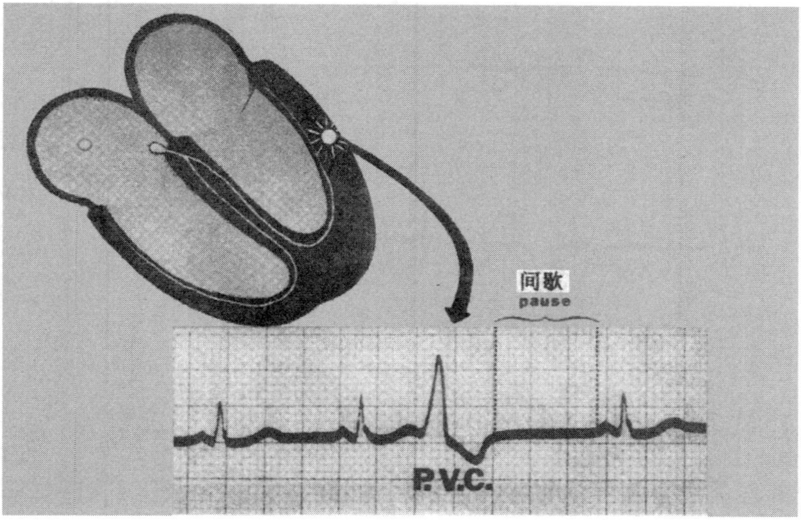

P. V. C. 之后有一个长的(代偿性)间歇。

在________之后有一个代偿性间歇,这个期间心脏处于电静止状态。

(P. V. C.)

说明:正常的心室传导期间,左右心室同时除极。结果向左(左心室)的除极和向右(右心室)的除极方向相反并产生一个相对小的(正常的)QRS。但是 P. V. C. 起源于一个心室,因此该心室除极在另一个心室除极之前。所以在心电图上 P. V. C. 的波很高很深(因为没有同时来自于对侧的相反的除极)。P. V. C. 比正常 QRS 综合波的波幅更大。

说明:插入性早搏是插入正常搏动之间的 P. V. C. ,没有代偿间歇,未使正常规则的节律产生紊乱。

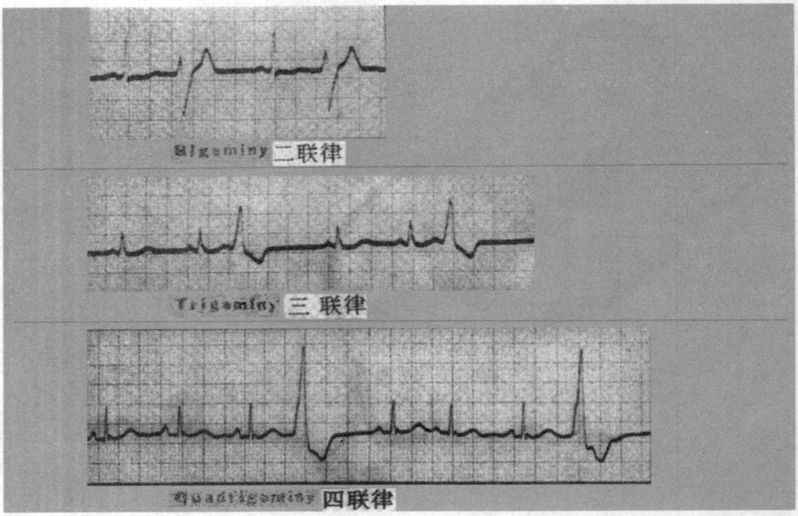

P. V. C. 可能与一个或多个正常搏动结合而形成二联律，三联律等。

P. V. C. 偶尔与一个或多个正常周期________，并且这种组合形式反复出现。

（结合）

一个 P. V. C. 与一个正常搏动结合叫做________，因为这种组合形式伴随着每个正常搏动反复出现。

（二联律）

如果你看到一个 P. V. C. 与两个正常搏动结合，并且这种形式多次重复，我们可以称其为________。

（三联律）

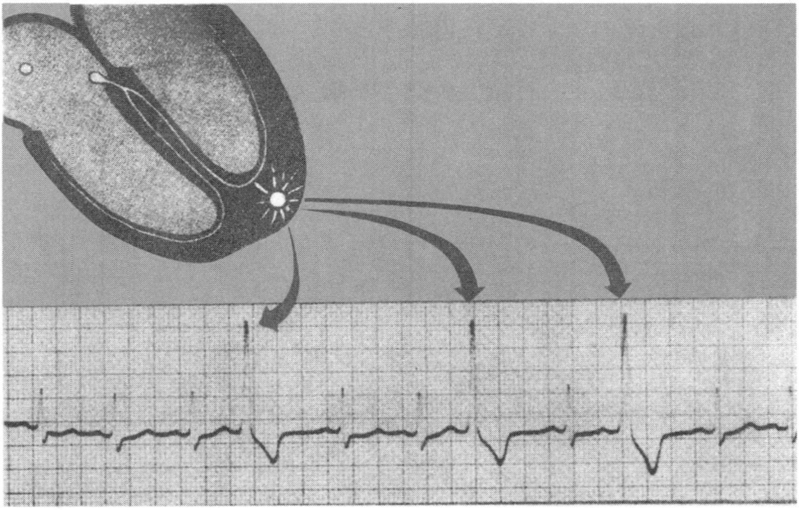

许多 P. V. C. 可能起源于同一个兴奋灶，每分钟超过 6 个 P. V. C. 就应认为是病理性的。

当监测某一导联时，你可能发现 P. V. C. 经常出现，但其形态总是相同的。因为每个 P. V. C. 都相同，我们可以认为它们都________同一兴奋灶。

（起源于）

P. V. C. 常常表明心脏本身（冠状血管）血液供应很差，所以它们的出现提醒我们出了某种问题。每分钟________ P. V. C. 应属病理性。

（6 个）

说明：在冠状血流充足而血液氧和很差的情况下（如溺水，肺部疾病，气管阻塞等），心肌缺氧（并且二氧化碳高）导致心室异位兴奋灶频繁放电。

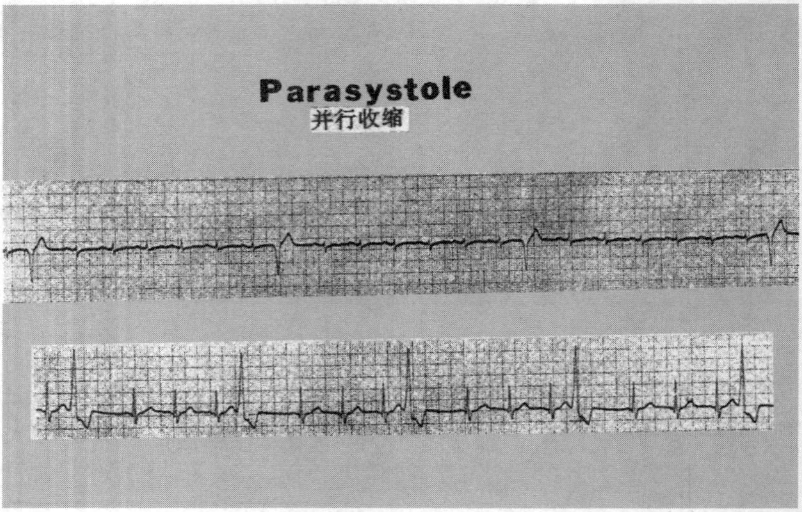

并行收缩是一种二元节律，是由两个起搏点引起的，其中一个起搏点是异位的并且一般起源于心室。

心室异位节律具有 P. V. C. 样 QRS 综合波，速率一般缓慢，当与另一个(室上性节律)并存时就形成________。

(并行节律)

说明：在并行收缩中心室异位搏动显示了规则的节律性，并且由于"保护"现象，室上节律很难造成其不应性而使其脱漏(未传出)。

当发现多个________与一长系列正常搏动"并存"时，应该疑及并行收缩。

(P. V. C.)

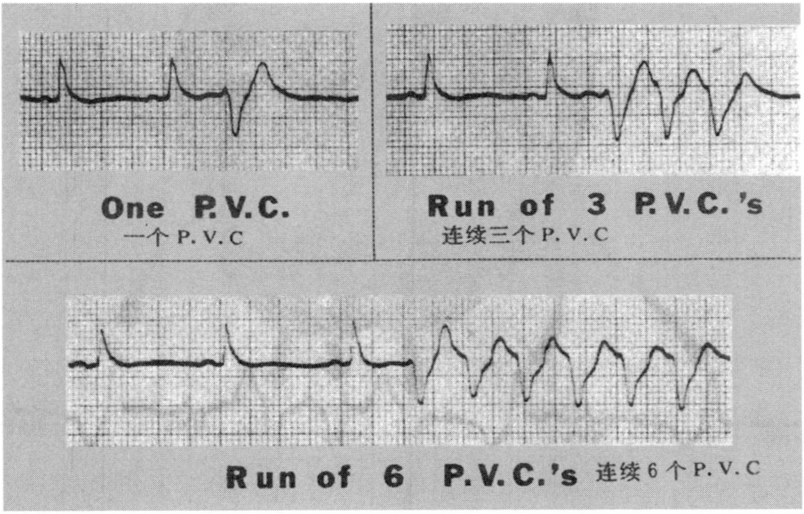

一个心室异位兴奋灶可能发放一次，或者发放一系列连续的激动产生连续的 P.V.C.。

一个________异位兴奋灶，可能发出一系列快速连续的激动。

（心室的）

连续的 P.V.C. 可能比来自于单个________的偶尔一个 P.V.C. 更为严重。

（兴奋灶）

说明：多于 4 个快速连续的 P.V.C. 叫做室性心动过速（见图中最后一个例子），以后我们将较深入地讨论这个问题。

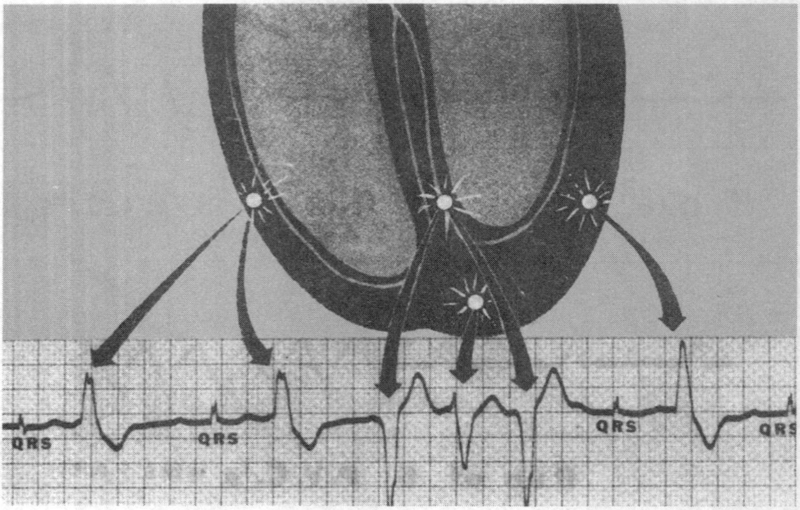

多个室性异位兴奋灶产生多源性 P.V.C.。每个兴奋灶产生的 P.V.C. 形态一致。

在同一导联中，起源于________兴奋灶的 P.V.C. 其形态将是相同的。

（同一个）

说明：出现多源性 P.V.C. 则是危险的，需要迅速治疗。如果单个心室兴奋灶可能释放出一系列激动而导致危险的心律失常（例如室性心动过速），那么，多源性 P.V.C. 则意味着前景险恶，发展成危险的甚至导致死亡的心律失常（如心室纤颤）的机会已大大增加。

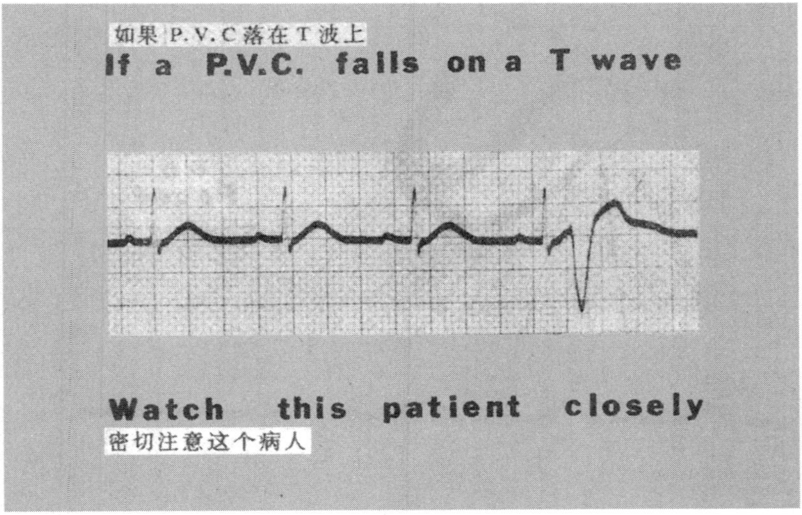

如果一个 P.V.C. 落在 T 波上，就可能导致心律失常，因为它发生在易激期内。

P.V.C. 一般在一个正常搏动的________之后发生。

（T 波）

当 P.V.C. 落在正常搏动的 T 波上，它即在________侵入心室。

（易激期内）

落在 T 波上的 P.V.C. 波可能导致________异位兴奋灶重复放电。

（心室）

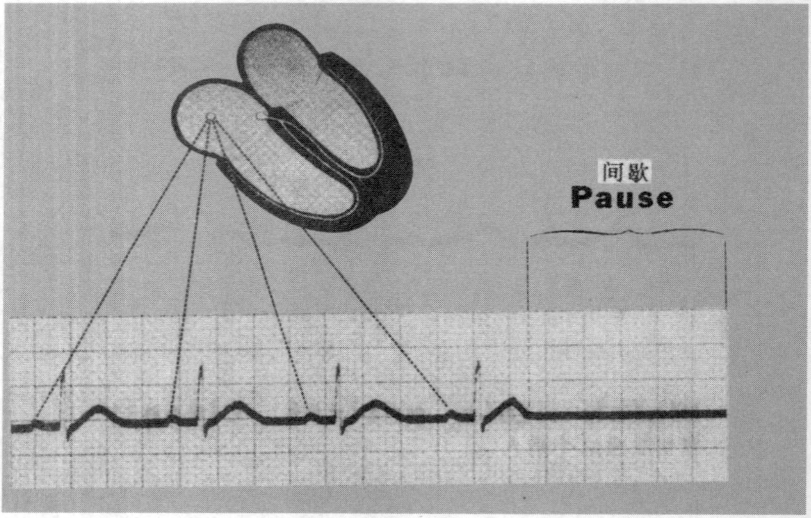

当正常的起搏点不能在一个或多个周期内发出冲动时，异位兴奋灶兴奋则发生逸搏。

当________(窦房结)不能发放正常的规则的冲动时，心脏暂时处于静止状态。

(起搏点)

起搏点未能发放冲动，在心电图上可以看到一段平坦的基线，没有________。

(波)

说明：通常不用寻找这些脱漏的区域，因为它们打破了心电图上规则节律的连续性，因而是显而易见的。

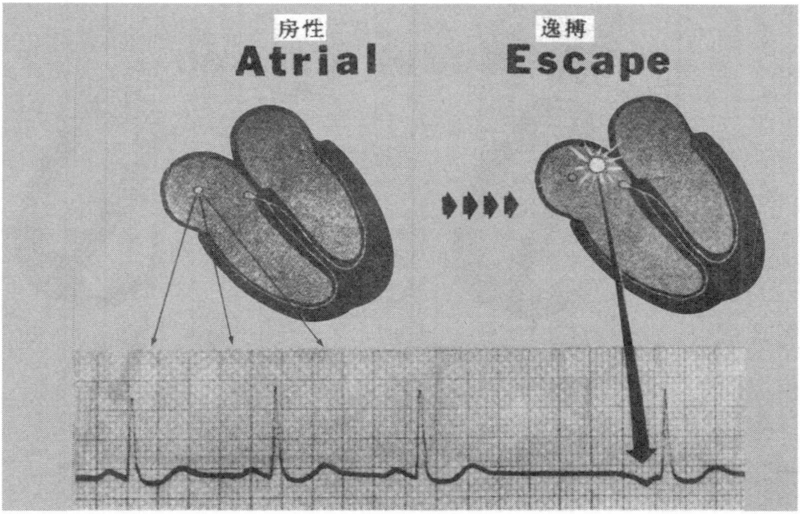

在这样一个间歇后，心房内的异位兴奋灶可能发放一个冲动激动心房，然后通过房室结正常地向下传导。

因为其它部位知道它们应该有规律地被________，所以当静止的间歇出现时，它们便等不及了。

（激动）

其后，一个异位的________发出它本身的电冲动以兴奋静止的心脏。

（兴奋灶）

在长于一个周期的静止间歇后，心房异位兴奋灶兴奋时，我们称之为房性________。因为此 P 波起源于异位，其形态不像其它的 P 波。

（逸搏）

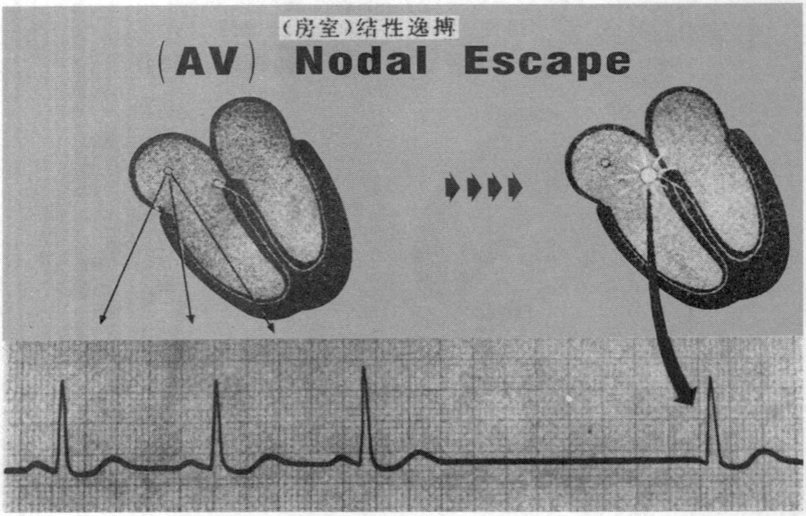

结性逸搏起源于房室结并经正常的传导系统兴奋心室，在间歇后产生一个正常的 QRS。

在长于一个周期的心脏________静止中窦房结不能发出激动时，结性逸搏发生了。

（电）

结性逸搏起源于房室结，其激动通常沿着左、右________的神经传导系统传导。

（束支）

这产生一种正常形态的________因为这与（正常）心房除极后，由上面兴奋房室结，再心室除极的过程一样。

（QRS 综合波）

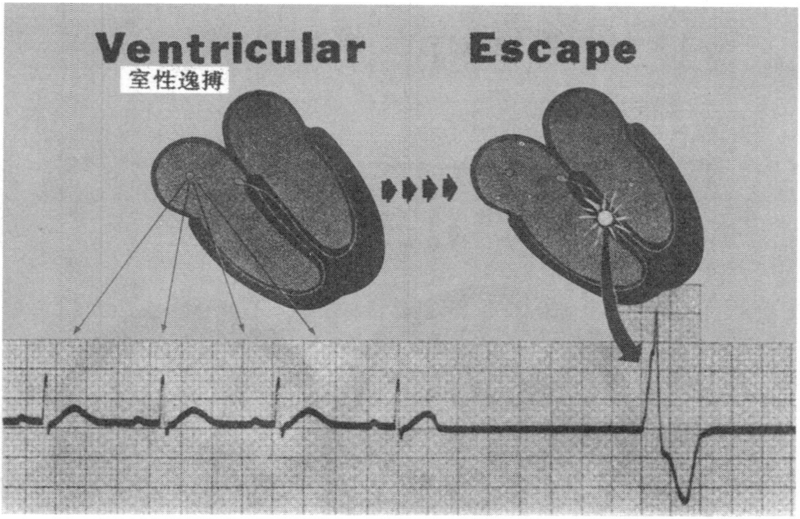

室性逸搏起源于心室异位兴奋灶，表现为在一段间歇后出现一个 P. V. C. 样的心室反应。

心室逸搏起源于心室的________兴奋灶，由于缺少由上面传来的心脏的电活动，故而它发出一个激动。

（异位）

因为该心室异位反应起源于心室异位兴奋灶，所以在间歇之后，它产生一个________样的综合波。

（P. V. C.）

说明：只要是心室异位兴奋灶放电，心室除极时，就会出现一个 P. V. C. 样的综合波。

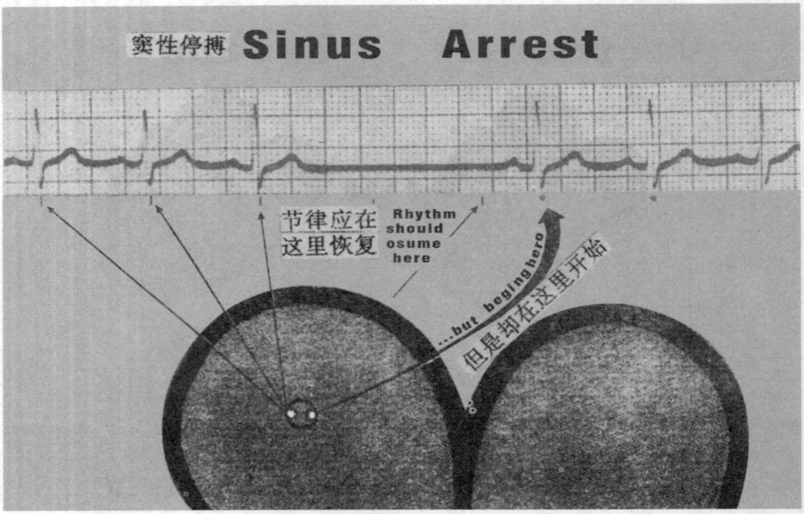

当窦房结的起搏部位突然“停止”送出起搏冲动时，发生窦性停搏，在窦性停搏的间歇以后，另一个新的起搏部位起搏，但它与原有的速率不同步。

窦性停搏指的是________起搏活动停止，产生的暂时电静止。

（窦房结）

为了保持规则的________，另一个起搏点必须开始起搏活动，所以窦房结的另一部位或其附近的异位兴奋灶开始发放激动。

（节律）

说明：因为新的（异位的）起搏点接过了起搏的责任，该起搏点有其自身的、新的速率，所以通常与已停搏的起搏点的速率不同步。

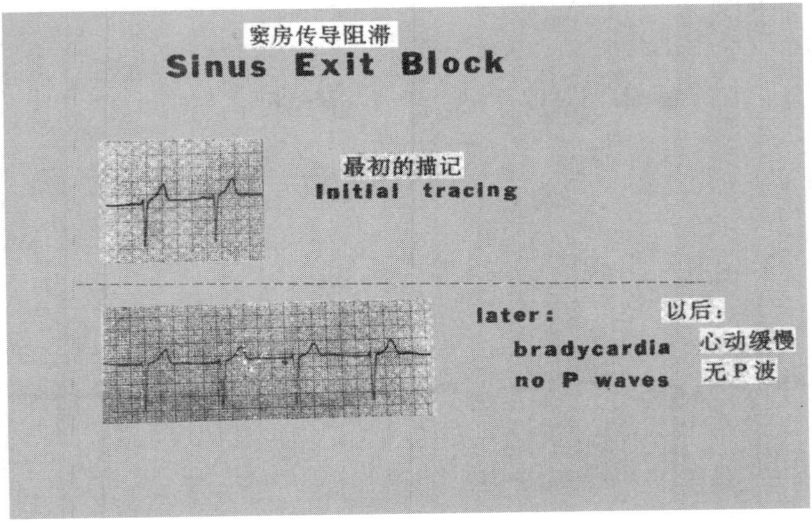

由于窦房结起搏的阻断,偶尔有些病人表现出没有心房的活动,即有节律的激动不能由窦房结传出。

当心电图显示所有导联无P波并且心动缓慢时,应当怀疑________。

（窦房传导阻滞）

说明:窦房传导阻滞可能需要装置人工起搏器。

说明:窦房传导阻滞的病人偶尔突发心动过速。

说明:窦性停搏和窦房传导阻滞本质上是一样的。记住起搏点的责任可能被心房,房室结或心室内的潜在起搏点所接替,因此可见到与各个新的起搏点有关的速率和波形。

实际描记

PRACTICE TRACING

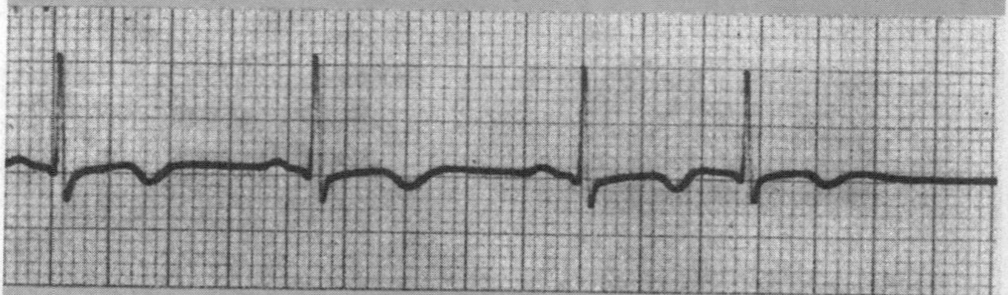

护理冠心病患者的护士，敏锐地发现在病人监护心电图上出现一个过早的搏动。

上面心电图中最后的 QRS 综合波，前面没有________。

（P 波）

最后一个 QRS 综合波形态与其他 QRS 综合波一样，所以我们知道它也是沿着________系统传导。

（束支传导）

该图上最后的心室除极或许起源于________，而且是个期前搏动。

（房室结）

快速节律

阵发性心动过速
心房扑动
心室扑动
心房纤颤
心室纤颤

快速节律或是规则的,或是不规则的,但它们都是快速发生的。

说明:快速节律是容易认识的。但各种心动过速的鉴别是必要的。要想做出诊断必须了解这些快速节律起源于什么地方,以及它们是如何维持的。对于正常传导和潜在异位起搏点的基本理解使诊断容易了。

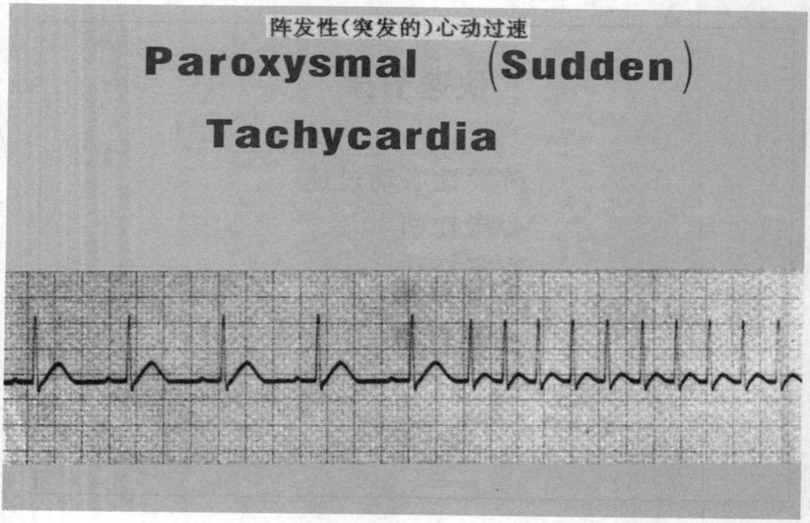

阵发性心动过速为突发的快速的心律，通常由异位起搏点引起。

________意味着快速心率。

(心动过速)

阵发性意思是________。

(突然发生)

阵发性心动过速通常由一个异位兴奋灶以________连续的形式自发地发放激动。

(快速)

说明：在某些情况下，窦房结正常起搏点可能使心率增快。因为它起源于窦房结，因此叫做“窦性”心动过速，它常常由于兴奋，运动，刺激性药物，休克等引起。

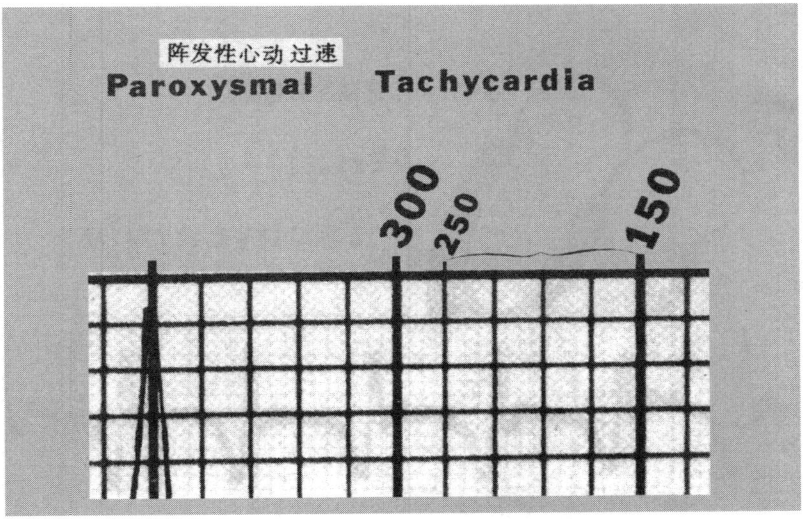

阵发性心动过速的范围是每分钟 150 次～250 次，应当通过观察迅速地识别它们。

计算速率的时候，我们应找到波峰正落在一条粗黑线上的 R 波。下面三条粗黑线分别称为心率“300，150，________”。

（100）

“300”线右侧的细线是“250”。因此如果一个 R 波落在第一条粗黑线上（如上图），那么在阵发性________期间，下一个 R 波将落在括号的区域内。

（心动过速）

现在，只要迅速地看一下________到 250 的速率范围，你就应该能够认出阵发性心动过速了。

（150）

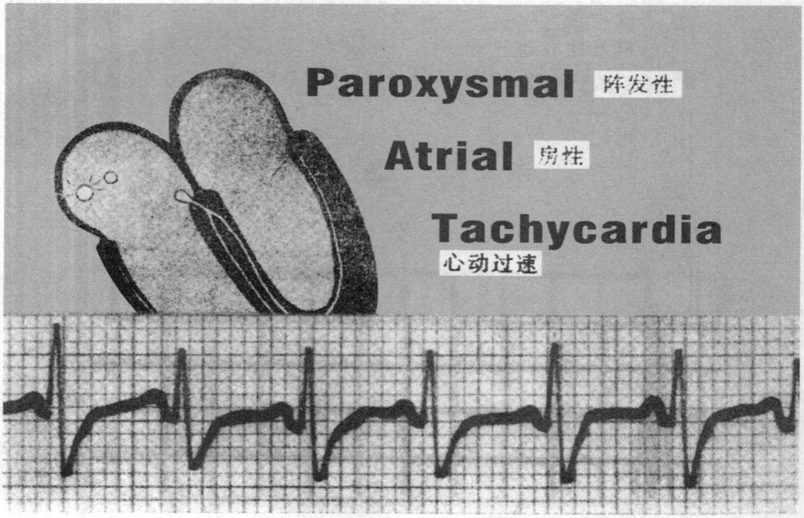

阵发性房性心动过速(P.A.T)是心房的一个异位起搏点突然快速发放激动所引起。

阵发性房性心动过速是起源于心房某处异位兴奋的一种________心脏速率。其速率常为150～250。

(突发的)

因为兴奋灶是异位的,所以P.A.T.中的P波形态通常不像同一________中的其它(心动过速之前的)P波。

(导联)

每个异位激动兴奋________并经正常的房室结——束支心室途经传导下去,产生正常的P—QRS—T波。

(心房)

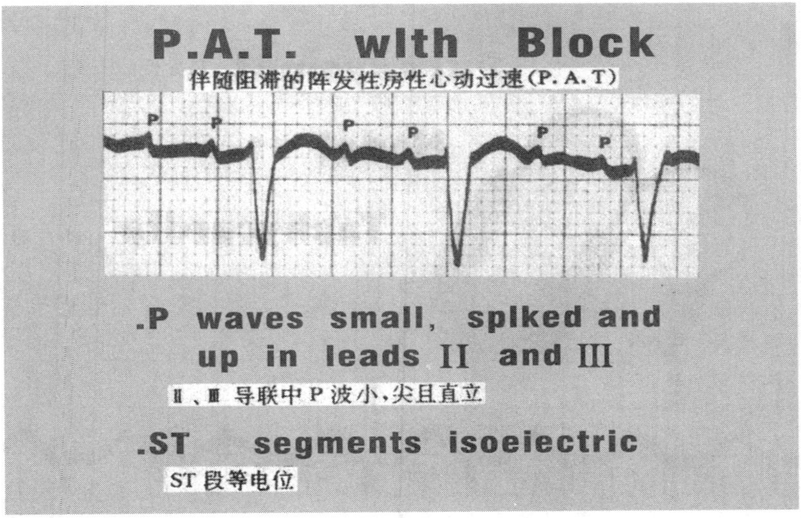

在有阻滞的房性心动过速中,每一个QRS波常不只有一个P波。这常常表示洋地黄中毒。

伴阻滞的P.A.T.中不是每个P波都有一个相应的QRS波,也就是说,一个或多个心房激动被阻滞了,没有达到________。

(房室结)

因此我们看到每个________有两个或多个P波(尖耸的)。房性心动过速依然存在。

(QRS)

伴阻滞的P.A.T.常常指示________。

(洋地黄中毒)

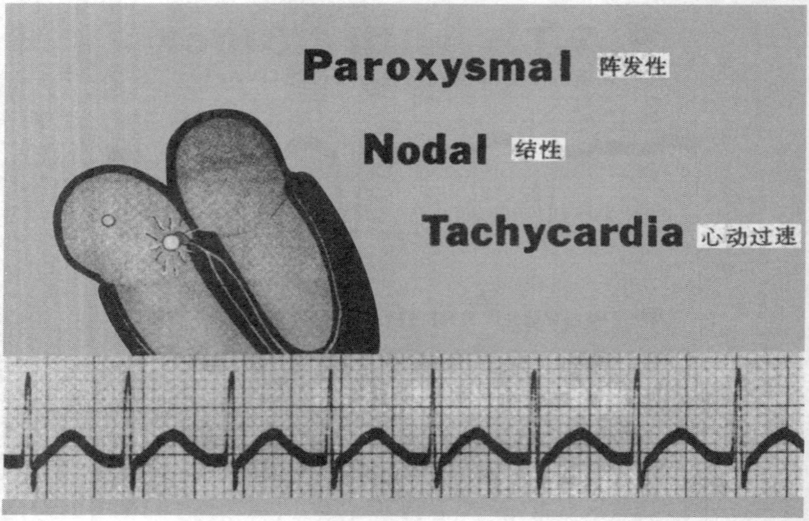

阵发性结性心动过速(P. N. T)是由房室结内的异位起搏点所引起。

阵发性结性心动过速是由______内的异位兴奋灶决定的一种快速心律(150—250)。

(房室结)

说明:前面已提到,房室结内的异位兴奋灶有时有一个奇怪的途径,由下面逆向传导激动心房。这可以产生逆向P波,它们可能恰好出现在心动过速中的每个QRS综合波之前或之后,如果了解这种现象,无论何时都会认出它。

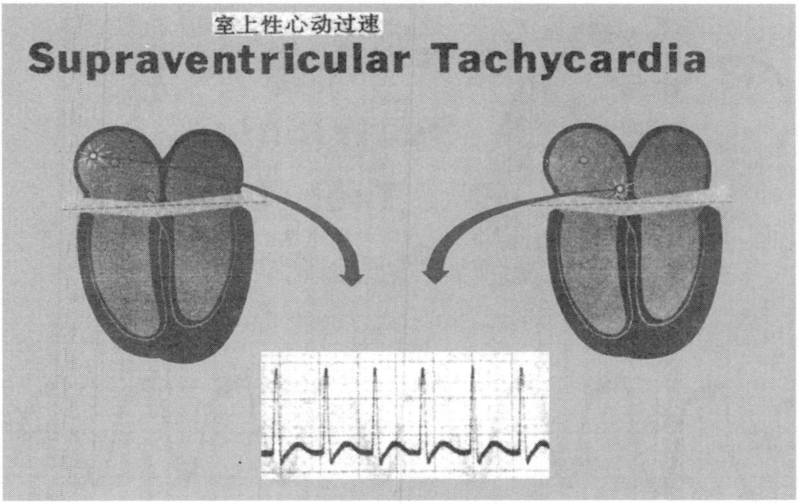

阵发性房性心动过速和阵发性结性心动过速起源于心室之上,统称为“室上性心动过速”。

阵发性房性心动过速和阵发性结性心动过速均起源于心室以上,统称为________心动过速。

（室上性）

说明:阵发性房性心动过速可能以这样一种快速心率发生,以至P波融入前面的T波中,看起来像是一个波。这使得上述两种心动过速难于鉴别。但是由于它们的治疗方式一样,所以P.A.T.和P.N.T.的鉴别是不必要的,如果不能区别二者,可以笼统地说是室上性心动过速。

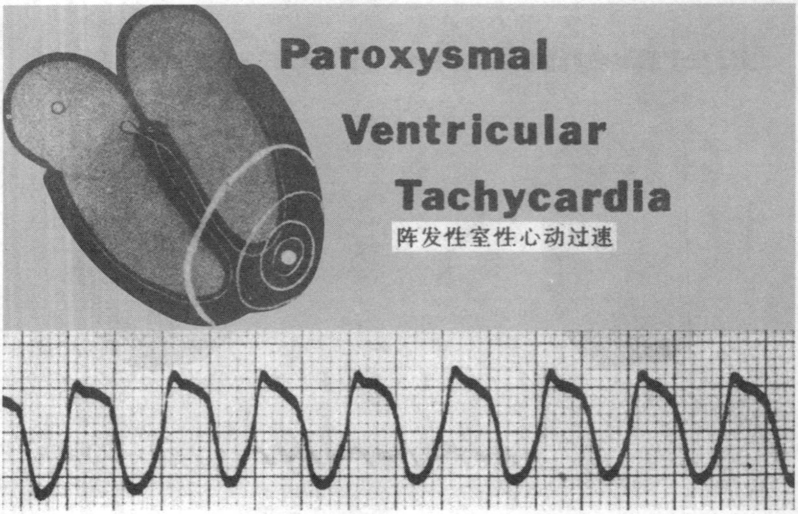

由心室异位起搏点引起的阵发性室性心动过速有独特的图形。

阵发性室性心动过速在________某处异位兴奋灶内突然发生，产生 150—250 的(心室)速率。

(心室)

突发的连续的室性心动过速在心电图上就是________ P. V. C.。

(一系列的)

说明：虽然心房仍以其固有的速率除极，但一般见不到清楚的 P 波。

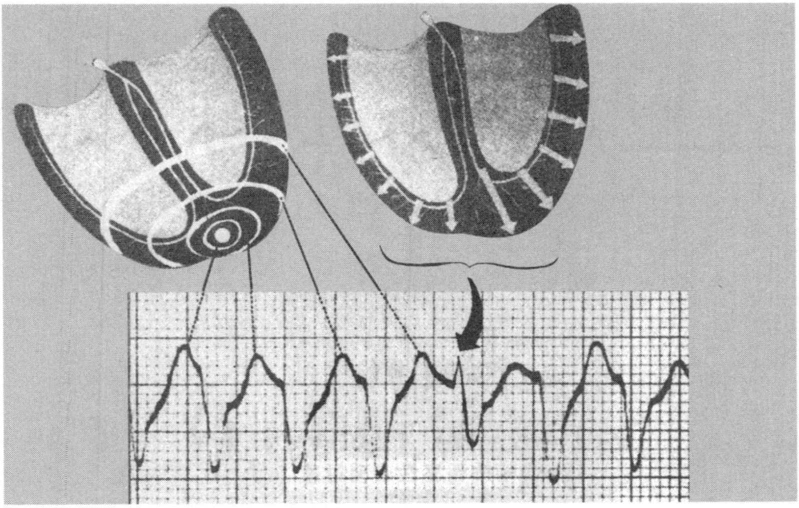

在室性心动过速期间，偶尔有房性激动从上面传下来产生一个正常的 QRS 综合波。

规则搏动的心房偶尔会有一次兴奋传下来________房室结。

（激动）

房室结仅在室性________期间的某个时间上对上面传来的激动敏感，因此只有少数心房激动兴奋房室结。

（心动过速）

说明：当房室结受到上面来的心房除极激动时（室性心动过速期间）。冲动沿着正常的束支途径开始传导，结果产生一个形态几乎正常的 QRS 综合波（或至少 QRS 波起始部正常）。该形态正常的 QRS 综合波部分与来自异位兴奋灶的 P. V. C. 样的综合波融合，产生一个“融合波”。偶尔来自上面的激动能园满传导而夺获一个 QRS，产生一个“夺获波”。“夺获”或“融合”的存在使室性心动过速的诊断更为肯定。

Runs of

Ventricular Tachycardia

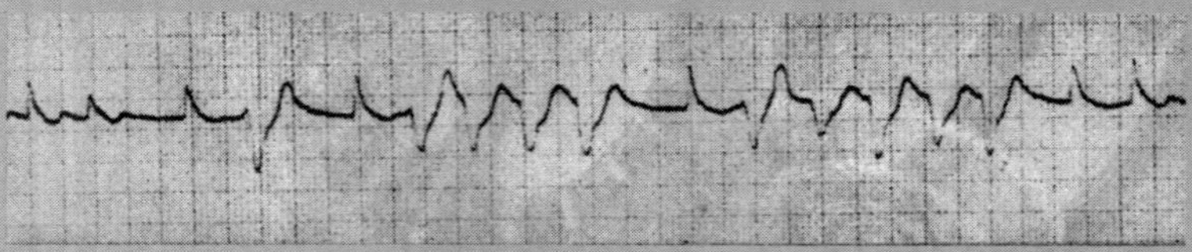

短阵性室性心动过速

频繁的短阵性室性心动过速可能意味着冠心病。

短阵性室性心动过速像一连串的________。

(P. V. C.)

这是一种病理情况,通常意味着________。

(冠心病)

说明:这种快速室性心律起源于心室的异位兴奋灶,因其速率较快,以致心脏不能有效地发挥功能,因此应迅速治疗。

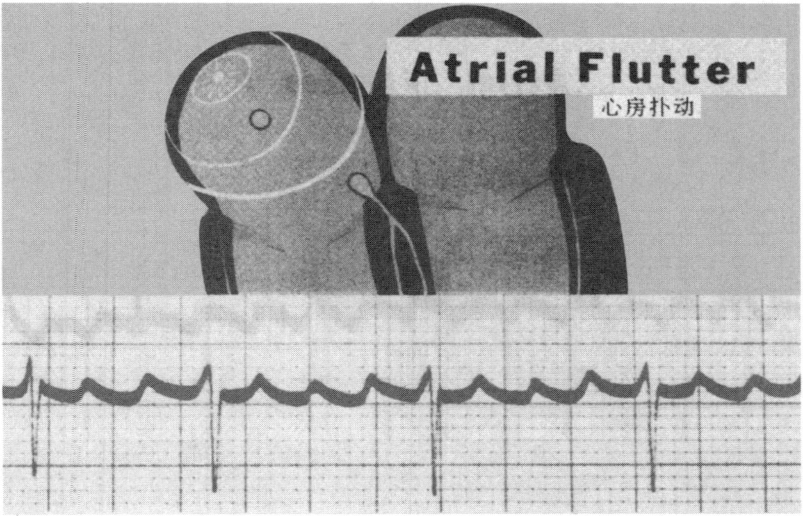

心房扑动起源于心房内的异位兴奋灶，形态相同的 P 波快速连续地发生。

心房扑动时，心房内一个异位兴奋灶以 250—350 的速率发放，产生快速连续的________除极。

（心房）

因为只有一个异位________放电，每个 P 波形态均相同。由于是心房异位除极，所以它们不是真正的 P 波，常称为扑动波。

（兴奋灶）

由于只有少数的心房激动会兴奋房室结，所以在一个________前可有连续几个扑动波。

（QRS 综合波）

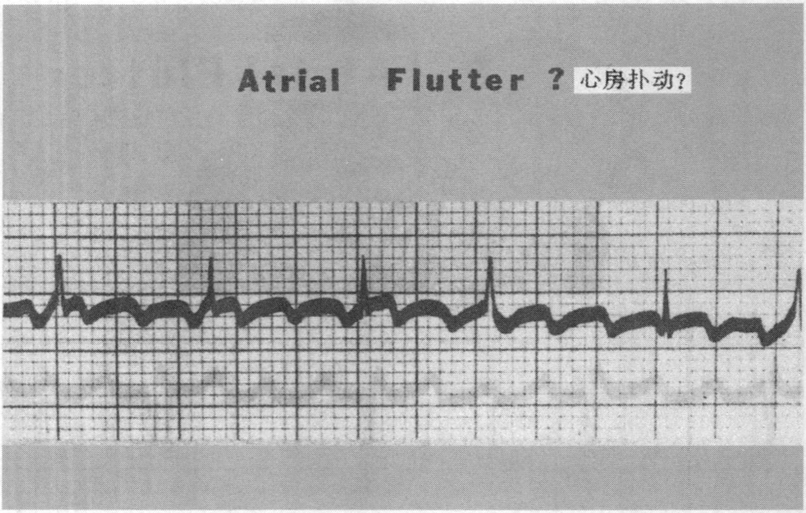

该图看起来有点像心房扑动，为使其更典型可颠倒过来看。

当怀疑心房扑动时，将________倒过来看可能很有帮助。

（心电图）

说明：心房扑动的特点是一系列快速、连续、相同的"P 波"，或一个挨一个的扑动波。因为这些波是相同的，所以将基线描述为"锯齿"样。重要的是要注意这些波是快速连续的，它们之间没有平坦的基线。回头再看伴有阻滞的 P. A. T.，保证你能理解它们的差别。

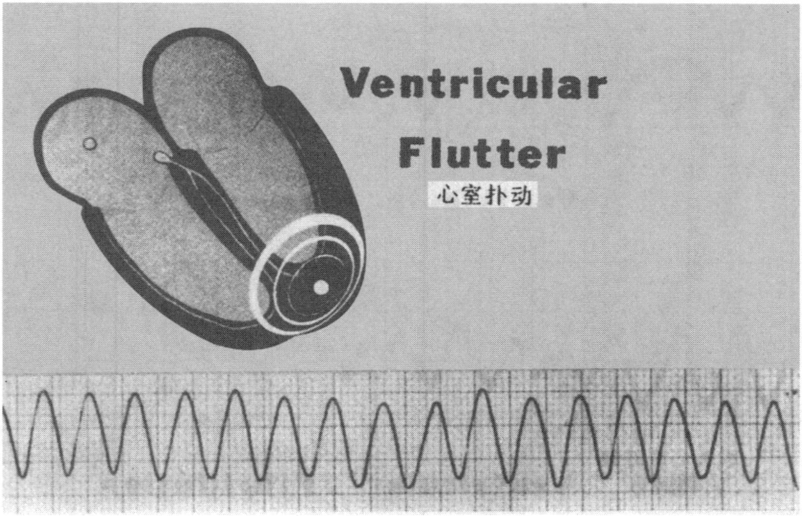

一个心室异位兴奋灶以200—300次/分的速率放电便产生心室扑动，注意其形态为平滑的正弦波。

心室扑动是一个心室兴奋灶以每分钟________的速率释放激动而产生的。

(200～300次)

这种极快的速率是危险的。肯定你能认识这些平滑的________波形。

(正弦波)

说明：心室扑动会恶化成为致死的心律失常。

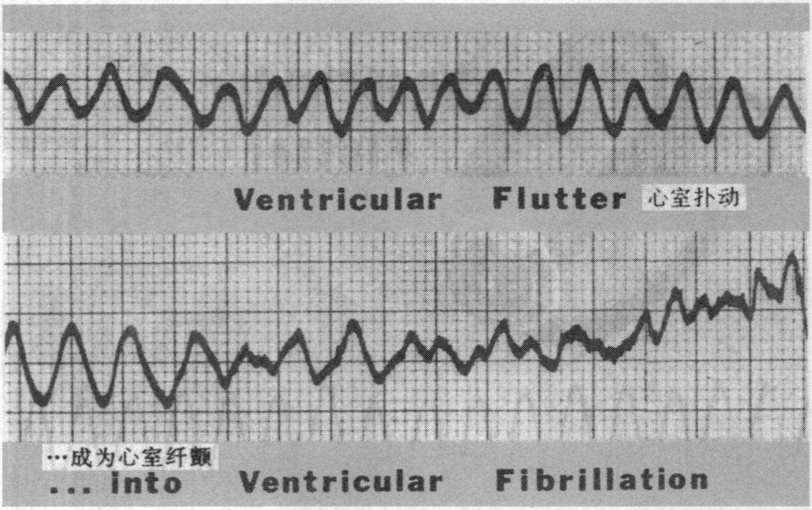

真正的心室扑动几乎不可避免地要变成心室纤颤。需要心一肺复苏和除颤。

说明：心室扑动期间，心室以难以想象的速率收缩。上图显示，心室扑动速率约每分钟 300 次或每秒 5 次。血液是一种粘滞的液体，心室不可能在每秒钟 5 次的速率下充盈，实际上心室没有充盈。由于这个原因，没有有效的心脏输出，冠状动脉不能在这个速率下接受血液，心脏本身也就没有血液供应。当许多心室异位兴奋灶都试图发挥代偿时则又形成了纤颤。

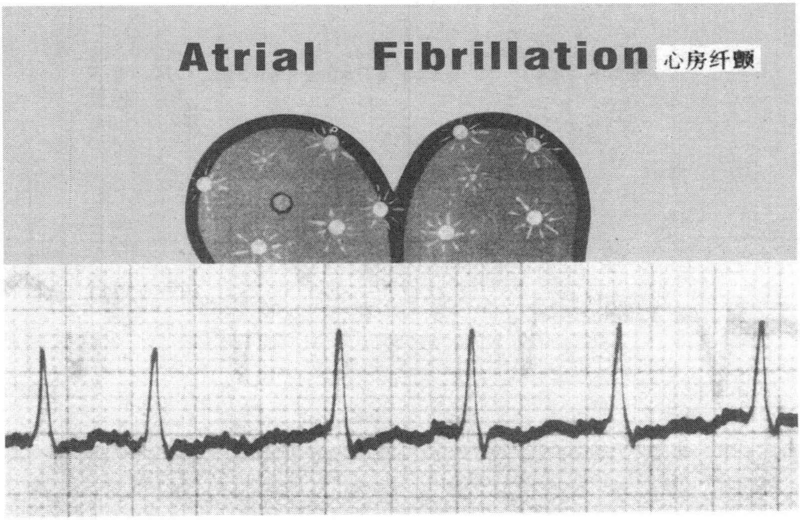

心房纤颤是由于许多异位的心房兴奋灶以不同的速率放电；从而导致混乱无规律的房性节律。

当许多异位心房兴奋灶连续放电时，发生________。

（心房纤颤）

说明：一个异位激动仅使心房一小部分除极。若许多异位兴奋灶迅速放电，则没有一个激动能远传。

说明：窦房结以正常的节律通过心房发出激动，就像在静静的水池中投入一颗石子引起的涟漪。心房纤颤不规则的除极，类似于许多石子在不同地方同时扔进一个池子中。

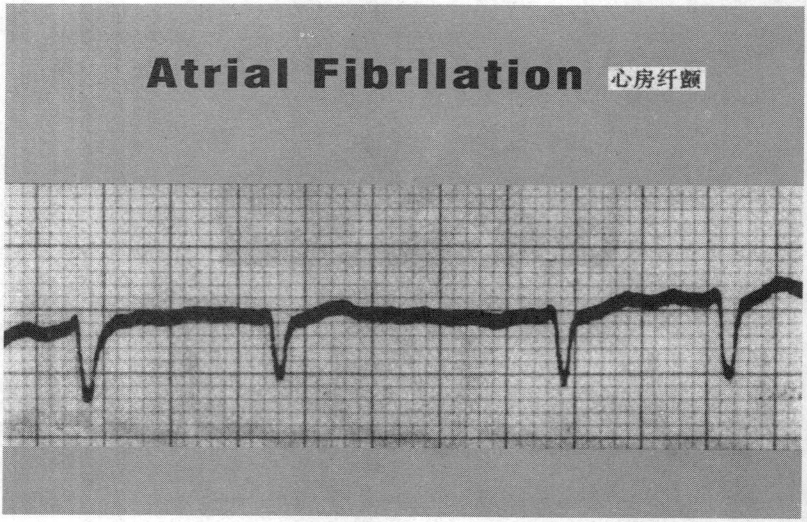

心房纤颤常常表现为不规则的没有 P 波的基线，QRS 反应也是可快可慢不规则。

心房纤颤引起的是低浅的波，看起来就像没有________的一条不规则的基线

（P 波）

心房纤颤期间，房室结不规则地被激动，所以________也是不规则的。（因此可预料脉搏也不规则。）

（心室反应）

说明：心室率依赖房室结对多个小激动的反应，所以心室率可能是快速的或相对正常的。

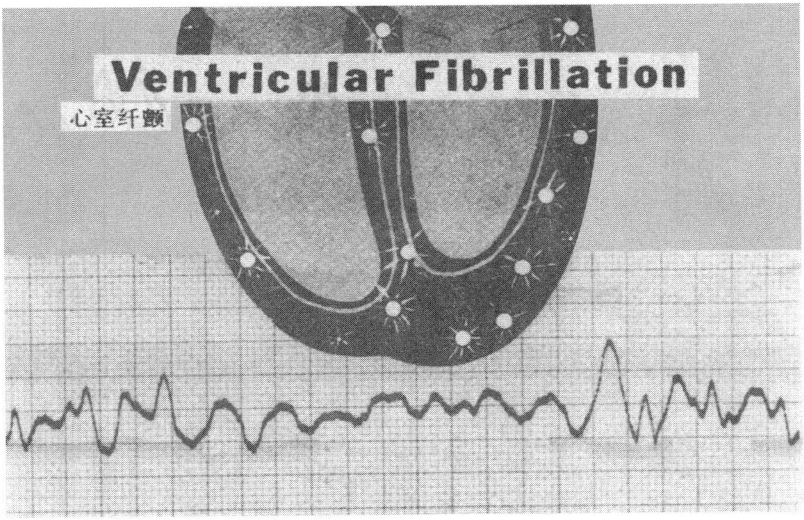

心室的许多异位兴奋灶导致不规则的心室抽动，形成心室纤颤。

________起源于心室的多个异位兴奋灶，每个兴奋灶均以某种速率放电。

（心室纤颤）

因为同时有许多的心室异位________放电，所以每一个________只能向心室的一小部分放电，这导致心室不规则的抽动。

（兴奋灶）（兴奋灶）

这种不规则的抽动，使________没有有效的排血。

（心脏）

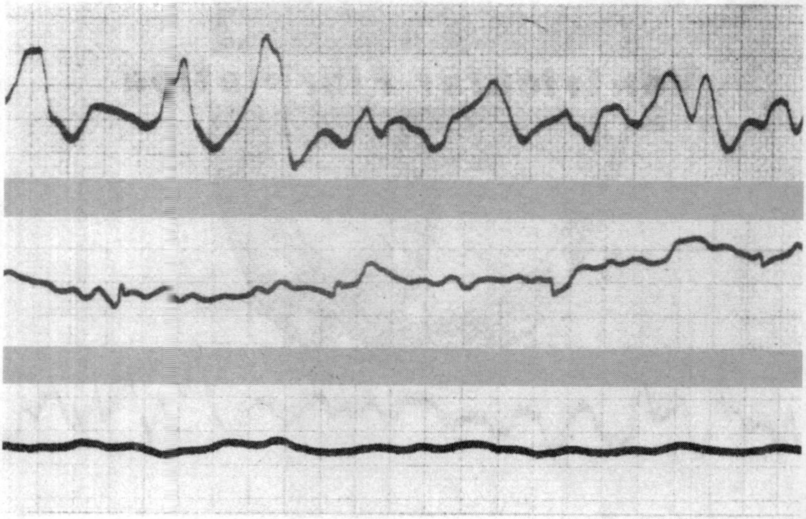

心室纤颤的不规则图形很容易识别。

看到心电图上完全________的图形，心室纤颤很容易识别。

（不规则）

________没有特异性的图形，你可以看到在不同时刻其表现有所不同，但正是其不规则，使之很难漏过。

（心室纤颤）

如果你确定看到了同一图形反复出现或波形有规律性，大概你面对的不会是________。

（心室纤颤）

说明：这三条心电图是同一名病人濒死时心脏的连续描记，注意当心脏死亡时，波的振幅变得多么小。

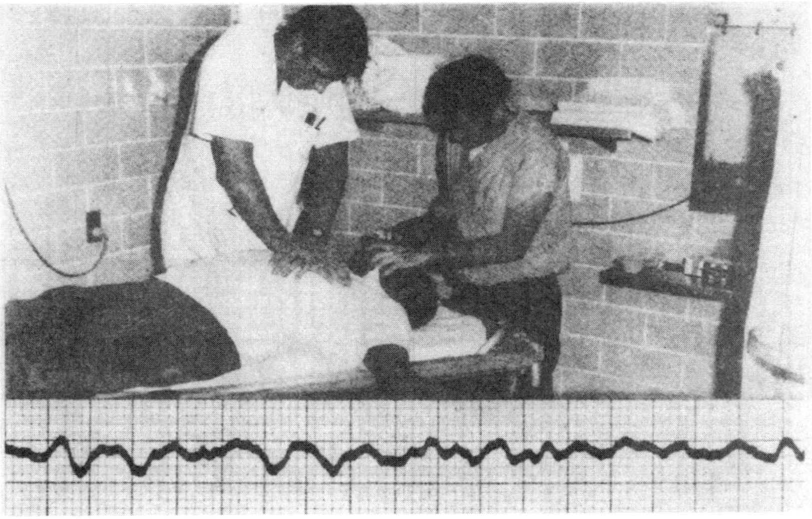

在心室纤颤时，心脏没有排血功能（心脏静止）这是一种可怕的紧急情况。

心室纤颤是一种心脏静止，此时心室只是不规则地抽动，所以心脏不能有效的________，即没有循环。

（排血）

说明：另一类型的心脏静止是停搏（或无收缩），此时心脏无活动，心电图上只是平坦的基线。

说明：心室纤颤是一种紧急情况，需要立即进行大家熟悉的心肺复苏（体外心脏按摩和人工呼吸）。人工复苏（C.P.R.）技术最初只教给医院人员和急救人员，但是现在每个人都有义务学习这种技术。这样可以对任何地点或情况下突然发生心室纤颤的人马上提供复苏。

PRACTICE TRACING 实际描记

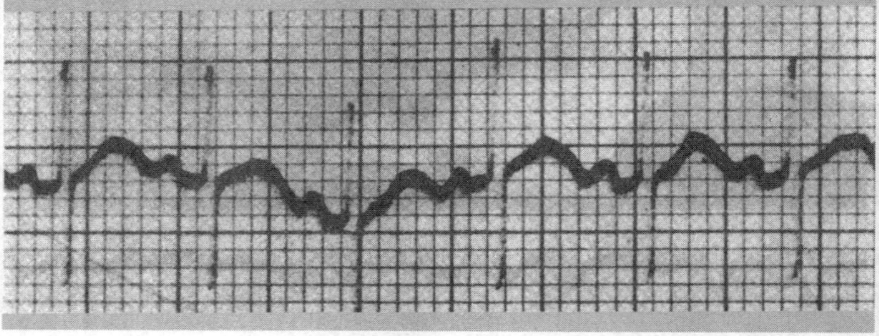

该心动过速显示出窄的，形态正常的 QRS 综合波，所以不可能是室性心动过速，心室扑动或________。

（心室纤颤）

有 P 波存在，所以这也不是心房纤颤或（房室）结性________。

（心动过速）

每个 QRS 综合波之前只有一个 P 波，所以这也不是________。

（心房扑动）

说明：该图必定是房性心动过速，病史告诉我们，这是阵发性的，那么这是伴有阻滞的 P. A. T. 吗？不是！

心脏阻滞

窦房阻滞

房室阻滞

束支阻滞

心脏阻滞可发生在窦房结、房室结或束支系统内。

心脏阻滞可发生在下列三个部位的任一部位，窦房结、房室结或________。

（束支系统）

________阻滞是电的阻断，该阻滞阻止了________的通过。

（心脏）（激动）

说明：检查心电图的节律时，必须检查心脏阻滞。

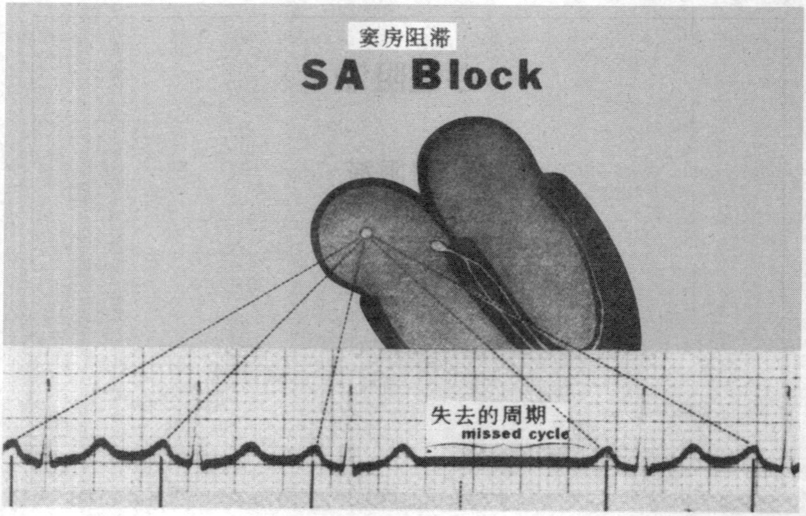

窦房阻滞使起搏点至少暂停一个周期，随后起搏点再恢复起搏活动。

一次窦房结阻滞使窦房结至少在一个完整的________内不能产生激动。

（周期）

在间歇之后，当同一起搏点恢复活动时，通常以阻滞前同样的节律________。

（恢复起搏）

说明：阻滞前和阻滞后的 P 波是一样的，因为在间歇前后，是同一个窦房结起搏点在起作用（即所有 P 波都起源于窦房结）。

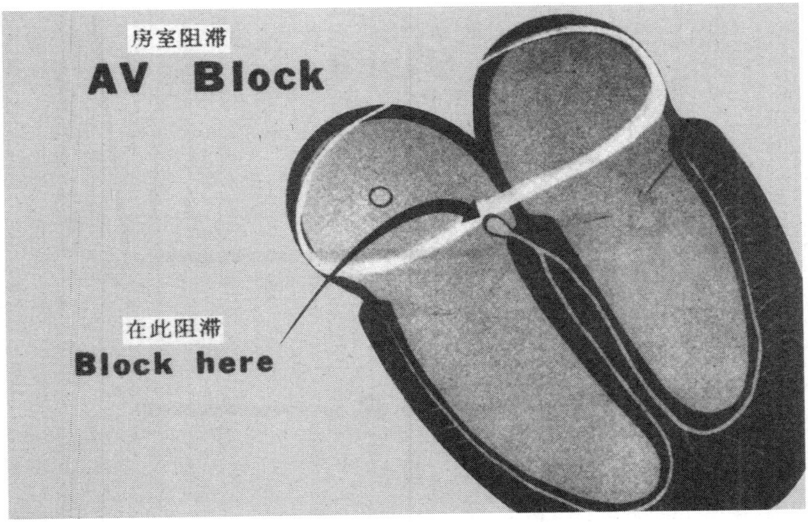

房室阻滞是心房激动在房室结被延迟，在激动心室之前形成一个长于正常的间歇。

房室阻滞是心房激动按顺序兴奋________过程中被延迟。

（房室结）

说明：你会记得，我们规定心房除极和房室结兴奋之间的间歇是 1/10 秒。当房室阻滞存在时，心电图 P 波与 QRS 综合波之间的间歇延长。

延迟发生在房室结区内，一旦________已被激动，除极就会正常进行。

（房室结）

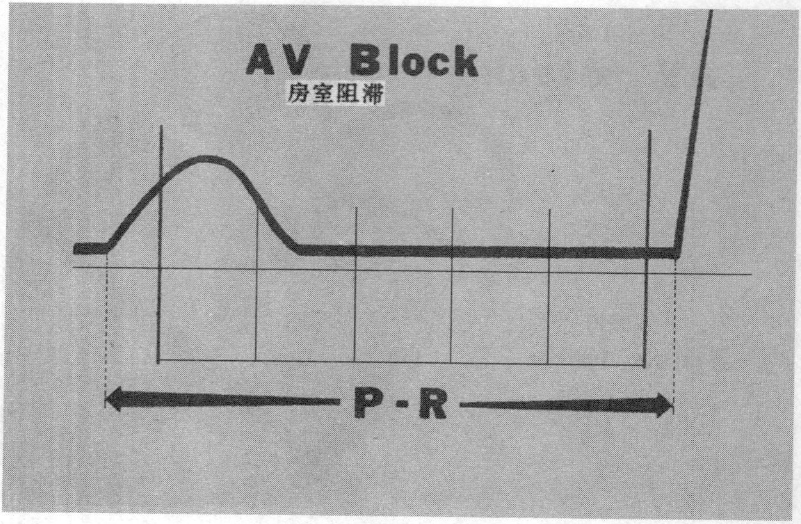

在心电图上，房室阻滞表现为 P—R 间期延长一个大方格(0.2 秒)以上。

房室阻滞导致的延迟使________延长。

(P—R 间期)

说明：虽然"P—R 段"是基线的一部分，但是一个间期通常包括一个波。所以 P—R 间期包括 P 波及其终末至 QRS 综合波开始之间的基线。测量 P—R 间期应从 P 波开始至 QRS 综合波开始。

P—R 间期应该少于一个大方格即少于________。

(0.2 秒)

说明：对每份心电图，都应测量 P—R 间期，因为如果 P—R 间期大于一个大方格，就表明有房室阻滞。

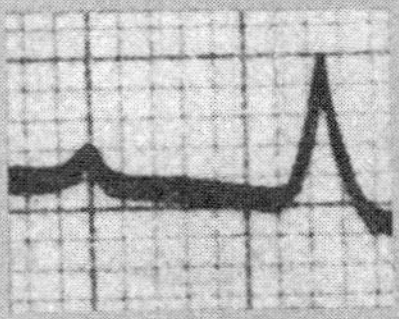

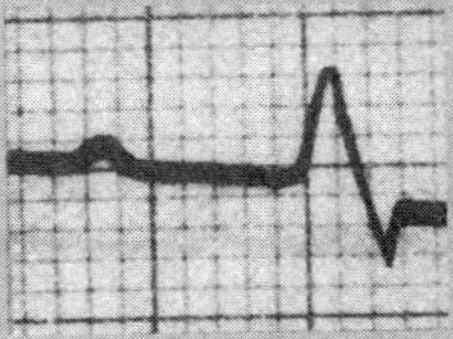

I 度房室阻滞的特征是 P—R 间期大于 0.2 秒(一个大方格)

一旦看到延长的________,就应当确定所存在的房室阻滞的类型。

(P—R 间期)

如果 P—R 间期长于________,必存在某种房室阻滞。

(0.2 秒)

当 P—QRS—T 顺序正常,但 P—R 间期延长时,________房室阻滞存在。

(I 度)

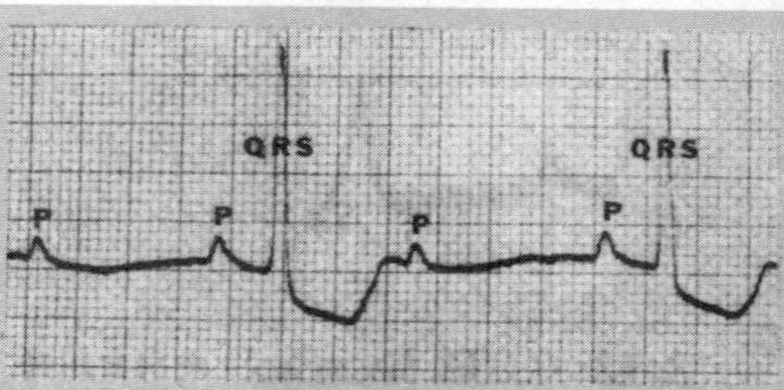

2:1 AV Block 2：1房室阻滞

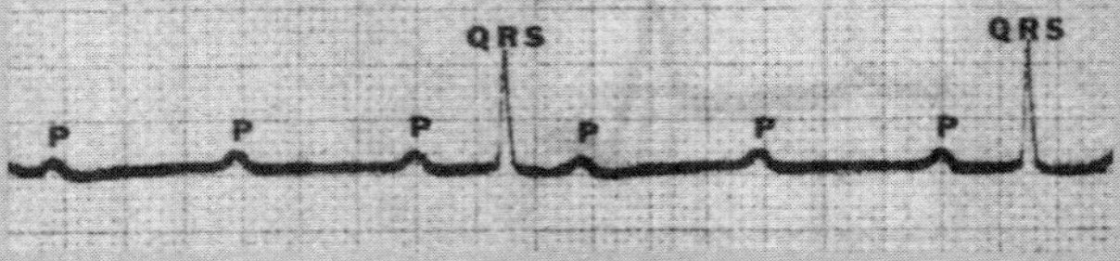

3:1 AV Block 3：1房室阻滞

当需要二个或多个心房激动兴奋心室时，存在Ⅱ度房室阻滞（2：1或3：1阻滞）。

偶尔需要二个或多个心房冲动激动房室结，这就是________房室阻滞。

（Ⅱ度）

Ⅱ度阻滞表现为心电图上每个________前有两个或两个以上的P波。

（QRS）

当需要________心房除极（P波）引起一个房室结反应时，就是3：1的房室阻滞。

（三个）

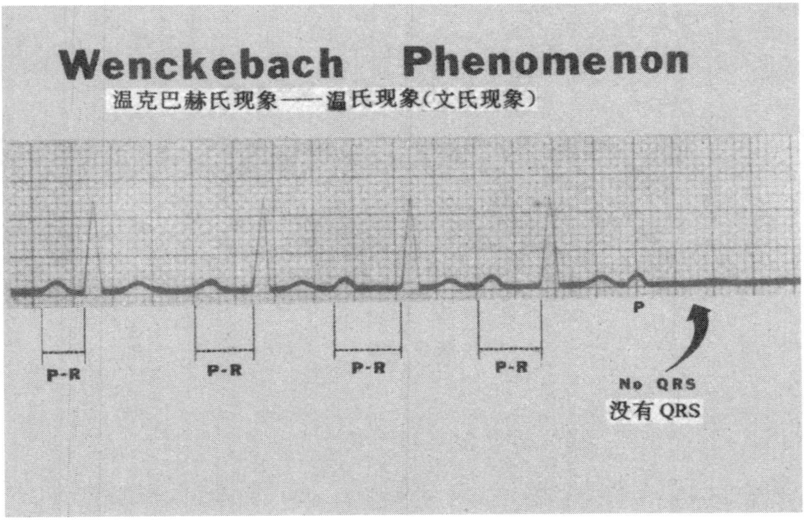

当P—R间期逐渐延长,直到房室结不能激动(无QRS)时,即发生了文氏现象。

当房室阻滞使________逐周期延长时,则发生了文氏现象。

(P—R间期)

P—R间期一个周期一个周期地逐渐延长,直到最后P波不能引出一个________。

(QRS反应)

在连续的周期中P波与QRS综合波的距离越来越远,最后只有________了。

(P波)

说明:文氏现象是一种Ⅱ度房室阻滞。这是莫氏Ⅰ型。

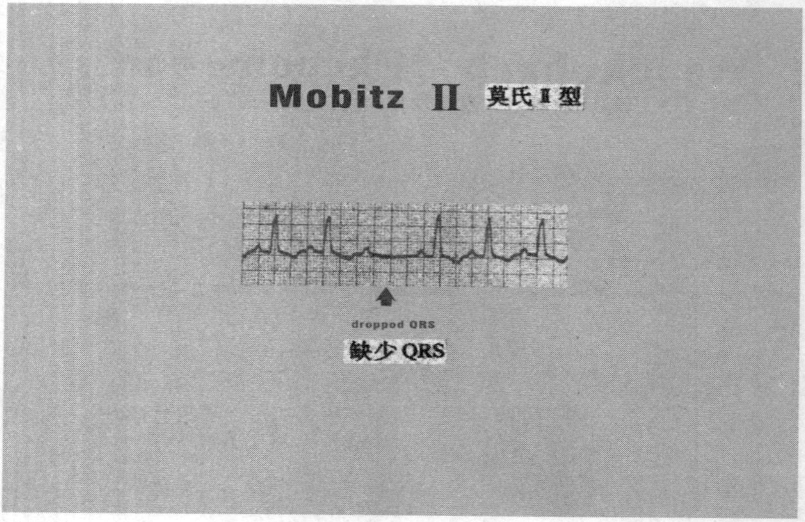

有时 P—R 间期并没有延长，却少一个 QRS 综合波，这是莫氏Ⅱ型。

在正常的 P 波之后，偶尔缺少心室除极，并且________周期中的 P—R 间期都一致，这就是莫氏Ⅱ型。

（前面）

说明：莫氏Ⅱ型常预示着严重的房室结问题及结性传导阻滞进行性加重。

偶尔脱落一个 QRS 综合波，可能表明________阻滞。

（莫氏Ⅱ型）

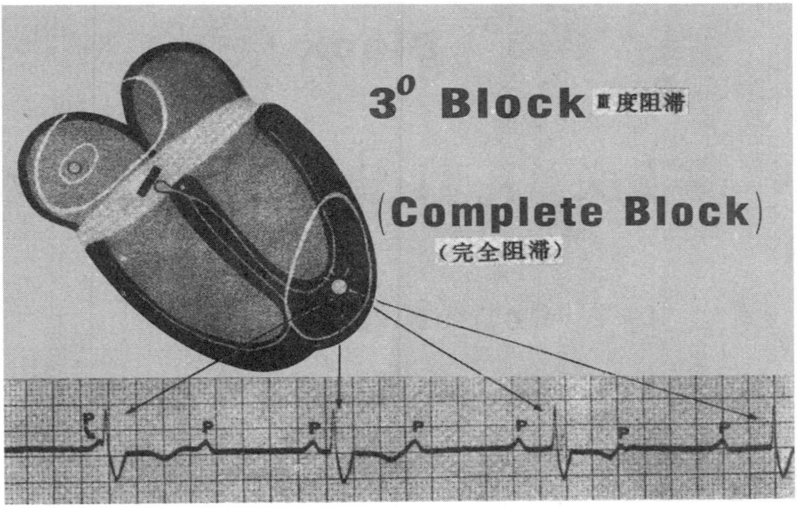

在心房兴奋完全未能激动房室结(没有心室反应)时,发生Ⅲ度阻滞(完全阻滞)。心室必须独自起搏。

Ⅲ度阻滞时,心房除极未能激动________。

(房室结)

说明:Ⅲ度阻滞时,房室阻滞是完全的,也就是没有心房激动通过房室结。结果未受激动的心室或房室结出现一个异位起搏点。这时有一个心房率和一个独立的心室率。如果 QRS 形态正常,该节律常称为"结性自身节律",(房室结起搏)。如果 QRS 综合波是宽的或畸形的,该节律常称为"室性自身节律",(心室起搏)。有时根据心室率推测异位起搏的位置,即 60 次的心室率为结性起搏,30～40 次的心室率为室性异位起搏。

在Ⅲ度房室阻滞中,人们会发现一个固定的心房率(P 波)和一个独立的,较慢的________。这种情况称之为房室分离。

(心室率)或(QRS)

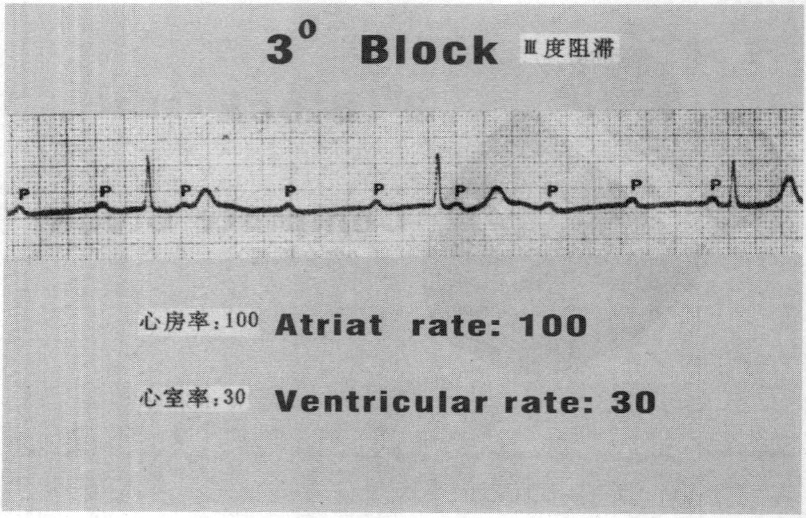

在Ⅲ度阻滞时，未被激动的心室按自身的、慢的、独立的速率（30～40 次/分）活动，或者由房室结起搏。

用每 6 秒中的周期数乘以________来计算极低的速率。

（10）

这种情况下，一个________异位起搏点决定心室的速率。注意心房的速率。

（结性—因为 QRS 表现正常）

说明：Ⅲ度阻滞中，搏动（心室率）可能极慢，以至脑部供血减少。因此，Ⅲ度阻滞的人可能失去知觉。这就是阿—斯氏综合症。

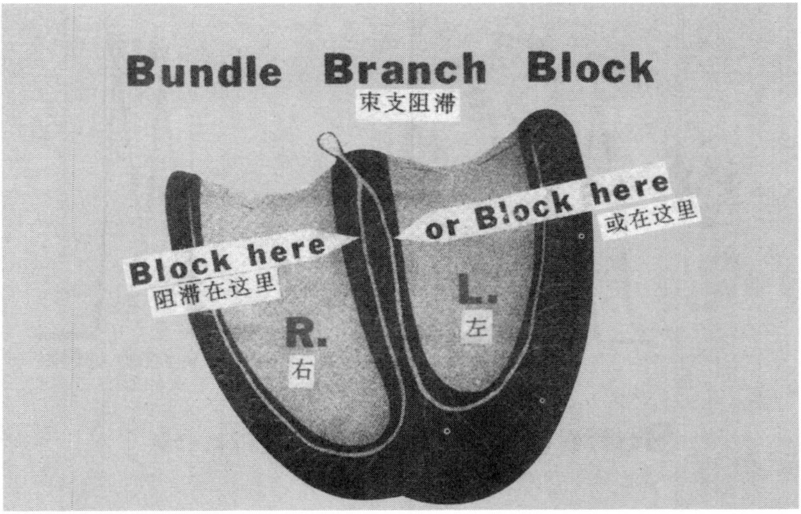

束支阻滞是由激动在右束支或左束支阻滞造成的。

右束支迅速将激动传递到________。左束支迅速将激动递到________。激动同时传递到________。

（右心室）

（左心室）

（两个心室）

任一束支阻滞都导致该侧的________传导延迟。

（激动）

通常两侧心室同时________。

（除极）（或激动）

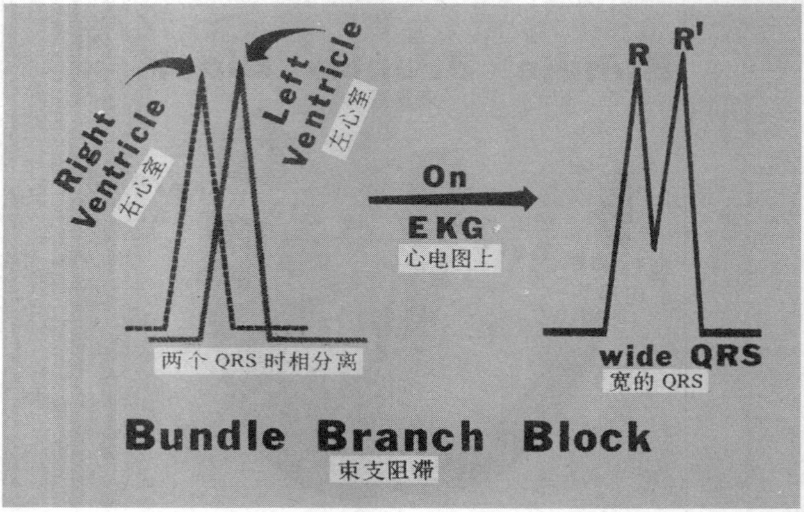

因此，束支阻滞中，一个心室激动稍晚于另一个心室，形成两个 QRS 的“联合波”。

束支阻滞时，或者左________或者右________可能激动晚，这要看哪一侧阻滞。

（心室）（心室）

说明：注意右侧和左侧心室除极时间都是正常的。事实是它们没有同时激动，所以我们在心电图上看到增宽的 QRS 波。

因为“增宽的 QRS”代表两侧心室不是同时除极，人们通常能看到两个________，按顺序命名为________和________。

（R 波）

（R）（R′）

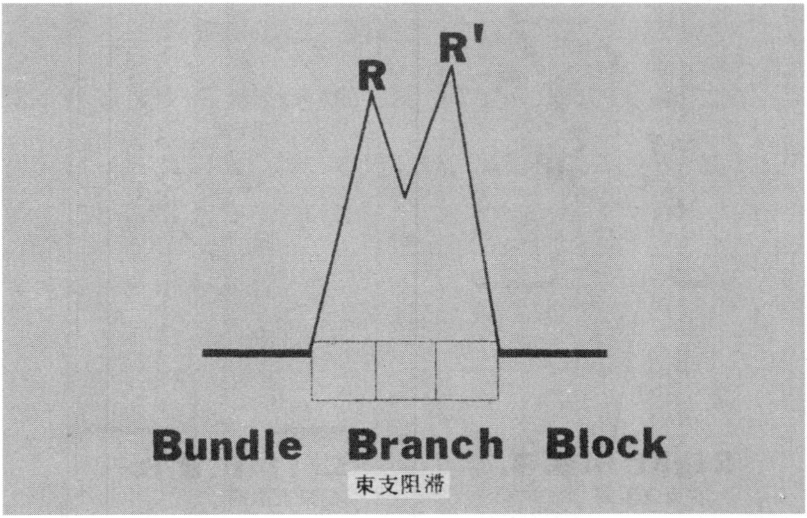

束支阻滞时 QRS 波宽度为三个小格(0.12 秒)或三个小格以上,并且可看到两个 R 波(R 和 R′)。

束支阻滞的诊断主要根据增宽的________。

(QRS)

要做出束支阻滞的诊断,QRS 波至少应该有________宽(或 0.12 秒)。必须对每份心电图的 QRS 波的宽度进行常规检查。

(三小格)

说明:记录心电图的描笔迅速移动,准确地记录心脏的大多数电活动。但是对于大的波,描笔在机械上有些跟不上。在胸导联中,QRS 波可能很大,以至描笔(不准确地)记录了比实际间期长的 QRS。因此,常规检查肢体导联 QRS 的宽度则是恰当的。

说明:如果一个束支阻滞的病人发生了室上性心动过速,快速连续的宽 QRS 波可能类似于室性心动过速。一定要小心!

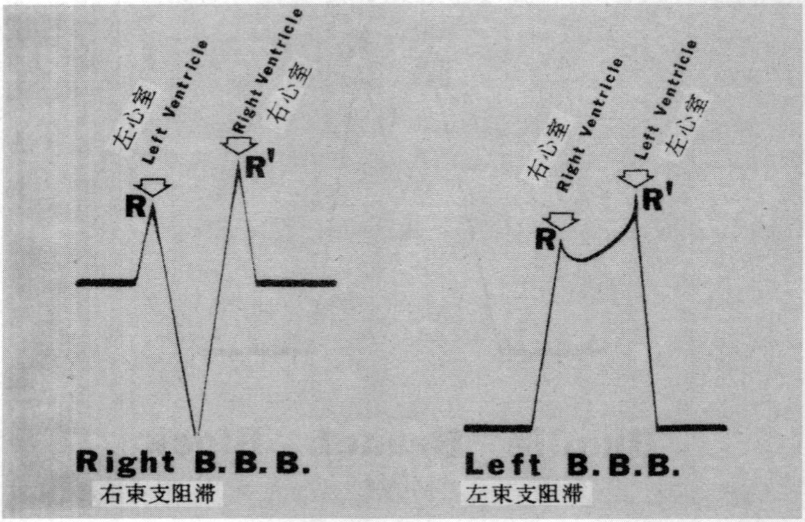

左束支阻滞时,左心室除极晚,右束支阻滞时,右心室除极晚。

束支阻滞时,人们首先看到增宽的________。然后应该能在某些导联中发现 R—R′ 图形。

(QRS)

右束支阻滞时________首先除极,所以此时 R′ 代表来自于右心室的延迟活动。

(左心室)

左束支阻滞时________首先除极。左室除极较晚,发生于右室除极开始之后。

(右心室)

说明:束支阻滞指一个束支的阻滞。沿着没有阻滞的束支向下逐渐传导的除极,向(阻滞支的)阻滞部位周围蔓延,并使该束支阻滞以下的部分产生(延迟的)激动。

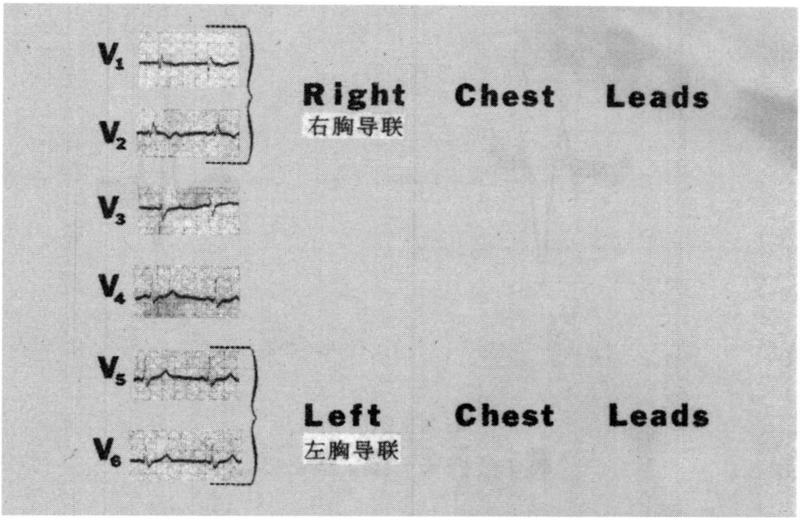

如果有束支阻滞，检查胸导联 V_1 和 V_2（右胸导联）及 V_5 和 V_6（左胸导联）的 R—R′ 波。

当 QRS 综合波的宽度增加到可以诊断束支阻滞时，应立即检查________的 R—R′。

（左、右胸导联）

说明：心室除极后有一个很短的期间，此期间内激动不能使心室除极，即它们对任何激动均不应。偶尔两个心室之间的不应期不同，以至快速率时或房性早搏之后，房室结激动传至一个心室，而另一个心室的反应略有延迟。这种不常有的传导叫迷走性传导，它可能类似于束支阻滞。

________胸导联是 V_1 和 V_2。

（右）

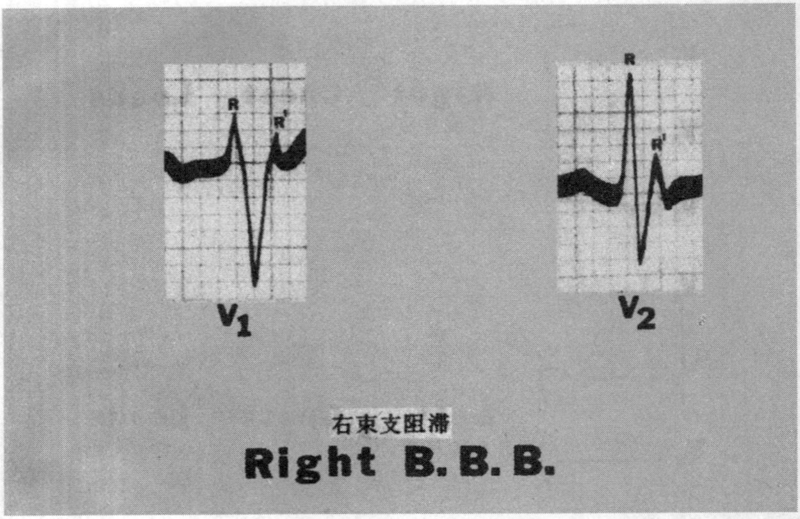

如果 V_1 和 V_2 有一个 R—R′ 波则为右束支阻滞。

________增宽（诊断为束支阻滞），此时应检查左、右胸导联的 R—R′。

（QRS）

如果 V_1 和 V_2 是个 R—R′，则可能是________阻滞。

（右束支）

右束支阻滞时________心室除极稍晚于左心室。

（右）

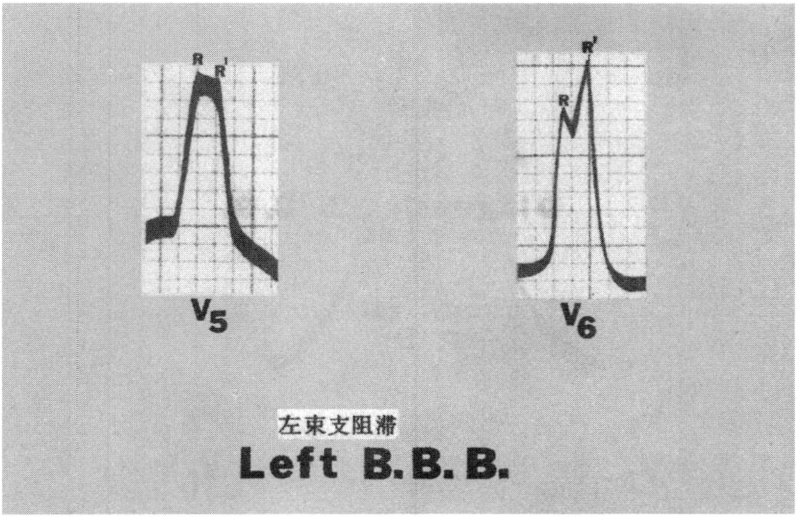

左胸导联有一个 R—R′，意味着左束支阻滞。

左胸导联是 V_5 和 V_6，两个导联的探查电极对着________。

（左心室）

有时在 V_5 和 V_6 的宽________中，只能见到一个 R—R′ 切迹。

（QRS）

左束支阻滞时________在左心室之前除极，所以宽 QRS 的第一部分代表右心室除极。

（右心室）

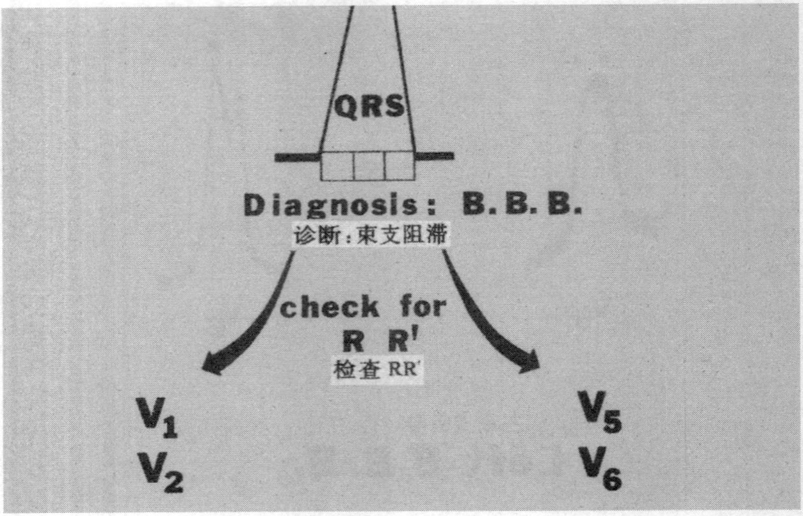

如果有一个宽阔的 QRS(3 小格)应检查胸导联以确定阻滞的类型。

束支阻滞时,QRS 间期不少于________。

(0.12 秒)

说明:有些患者,束支阻滞仅在速率快到一定程度时才变得明显。当束支阻滞只发生在某种速率时,该速率叫做"临界速率"或"临界心率"。

R—R′ 可能只在一个________发生。或 R′ 难于见到。但是通常能在 V_1、V_2、V_5 和 V_6 中发现。

(胸导联)

说明:有时,在正常时限的 QRS 波中见到 R—R′,这叫做"不完全性"束支阻滞。

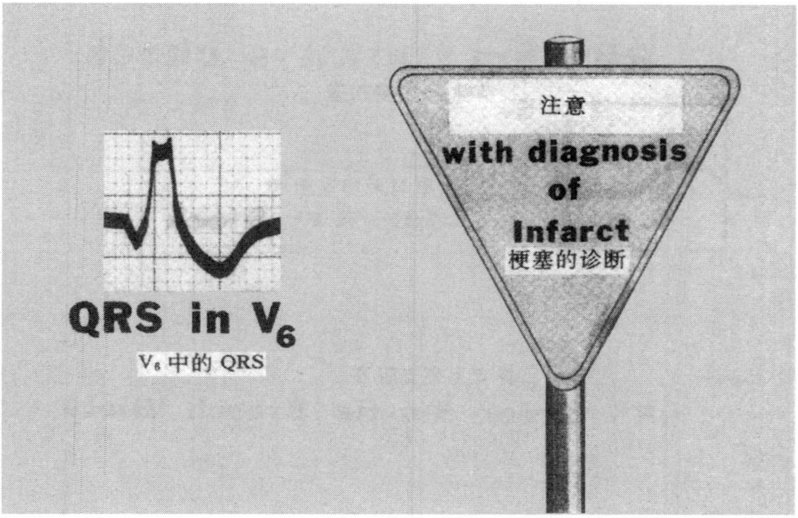

注意：伴有左束支阻滞时，在心电图上不能准确地诊断梗塞。

说明：左束支阻滞时，左心室除极晚，所以 QRS 综合波的第一**部分**代表右心室的活动。因此我们不能确定起源于左心室的 Q 波（**该** Q 波代表梗塞）。

________阻滞时，可如常地在心电图上确定梗塞。

（右束支）

说明：左束支阻滞时，需要进行其它研究，以使可疑的心肌梗塞得到证实。

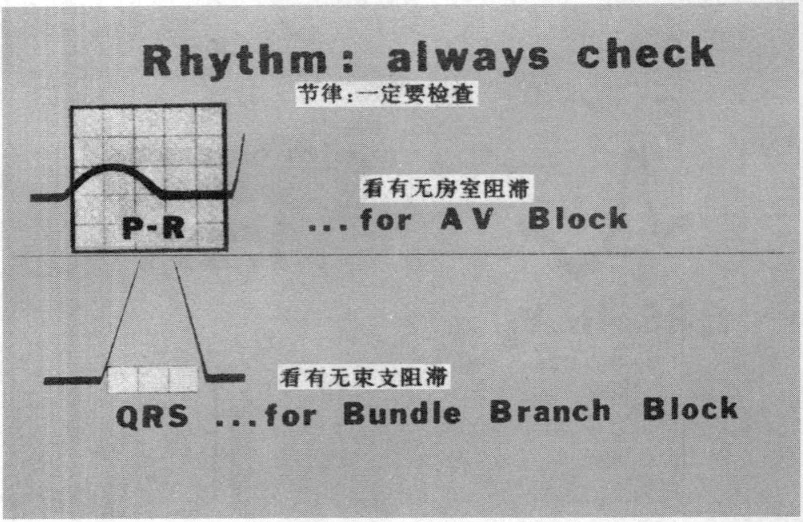

检查节律时,一定要检查 P—R 间期和 QRS 综合波的时限。

必须检查心电图上全部 P—R 间期,如果它延长,就意味着某种________阻滞。

(房室)

还必须检查心电图的全部 QRS,如果它延长,则表明有________阻滞。

(束支)

说明:检查心电图节律时,应该测量 P—R 间期和 QRS 的宽度。这是常规工作之一。房室阻滞和束支阻滞的突然出现,常表明心肌梗塞即将发生。

束支阻滞

向量＝？

心室肥大＝？

在束支阻滞时，平均 QRS 向量和心室肥大不能得到准确测量。

说明：因为平均 QRS 向量，代表心室同时除极的总方向。在束支阻滞时，难以表示这样一个向量，因为心室除极已不同步，实际上是有左右两个心室向量。

心室肥厚的标准是根据正常的 QRS 确定的。束支阻滞时，两个心室不能同时除极，因此没有同时的相反电活动，所以产生大的 QRS 波。这时________的心电图诊断应该非常谨慎。

（心室肥厚）

说明：束支阻滞时，不影响心房肥大的诊断。

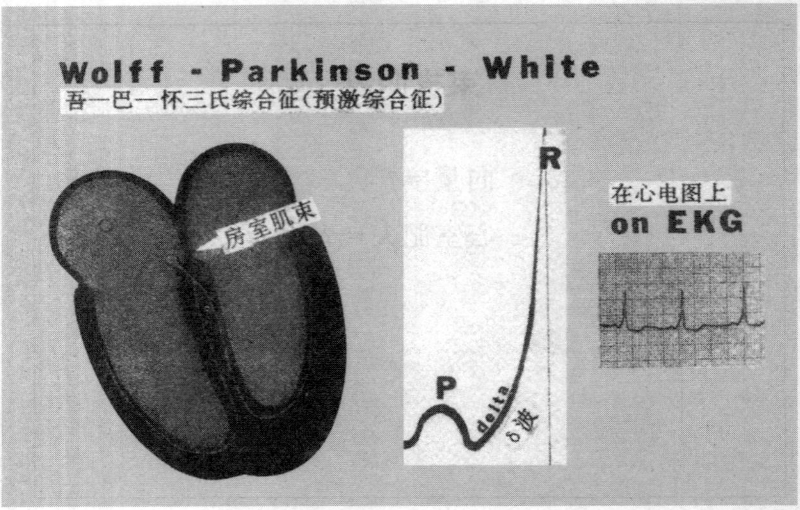

某些人中,一条辅助的通路使心室除极的正常途径"短路",导致心室除极提前发生,以δ波表示。

辅助的________在预激综合征中造成了心室的"提前兴奋"。

(房室肌束)

δ波实际上代表中隔的一部分________兴奋,表现为P—R间期缩短和QRS时限延长。

(提前)

说明:预激综合征是很重要的。因为有这种辅助传导途径的人有两种机制的阵发性心动过速:

折返——心室除极可以立即以逆行的方式经过这个辅助传导途径再激动心房(和房室结)(环形折返)。

快速传导——室上性快速心律(例如心房扑动或心房纤颤),可能通过这种途径1:1地快速传导到心室。

实际描记
PRACTICE TRACING

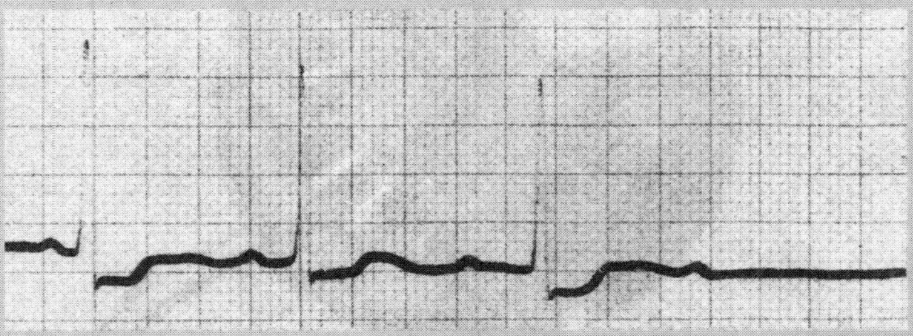

一名医师检查病人时，注意到有不规则的脉搏，感到三次脉跳之后有个间歇。这种情况反复出现。

看一下最后那个周期，发现 P—R 间期大于 0.2 秒，因此怀疑是某类________阻滞。

（房室）

仔细检查发现，最初的 P—R 间期是正常的，但以后逐渐变长，故怀疑为________。

（文氏现象）

最后一个周期只有一个孤单的________没有 QRS。

（P 波）

说明：翻到本书后面（268—269 页）的小笔记卡片，复习节律部分。

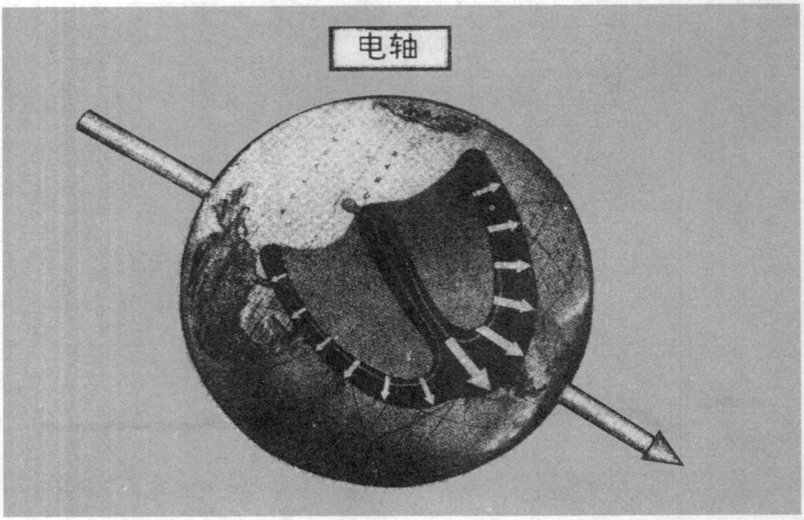

电轴指向除极方向，沿着这个方向，除极可蔓延到整个心脏，以兴奋心肌纤维引起收缩。

说明：球绕着转动的这个轴在心电图上描绘不出来，但在此图中我们可利用这个大箭头（电轴）。

心肌纤维的电________沿着一定方向传播。

（兴奋）

________指向电兴奋的方向。

（电轴）

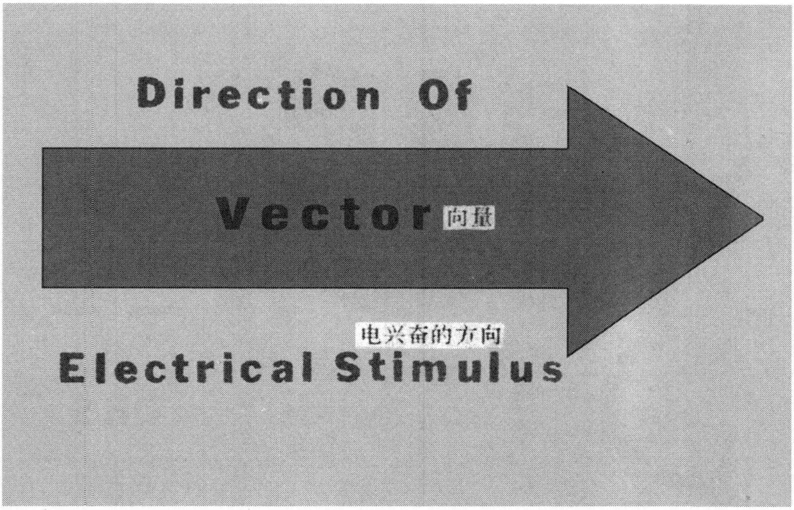

为说明电活动的方向，我们用“向量”表示

通过一个________我们能够说明这种电扩布总的方向。

（向量）

这个向量表明大多数电兴奋传播的________。

（方向）

为了阐明心电图，用向量表示电________的方向。

（兴奋）（或除极）

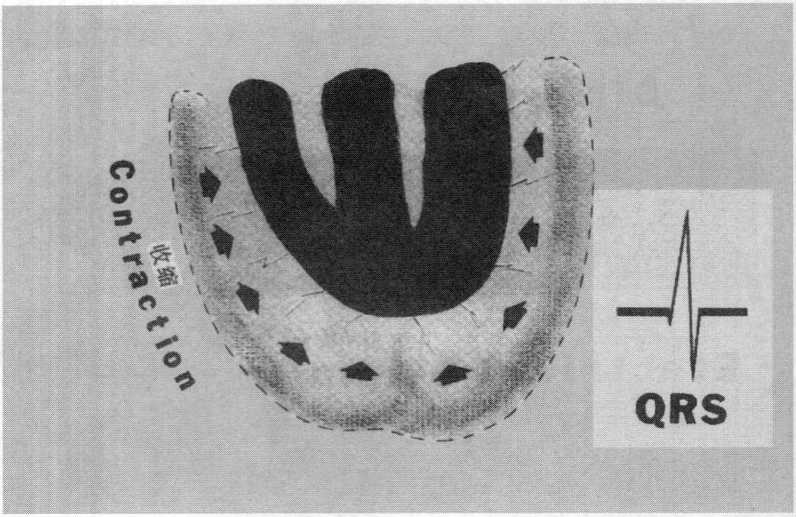

QRS 综合波代表心室的电兴奋(和收缩)。

________综合波代表两侧心室的同时兴奋。

(QRS)

心室的兴奋和________可以说接近一致。(我们知道收缩持续的较长些)

(收缩)

这样 QRS 综合波就代表着心室的________和伴随而出现的收缩。

(兴奋)

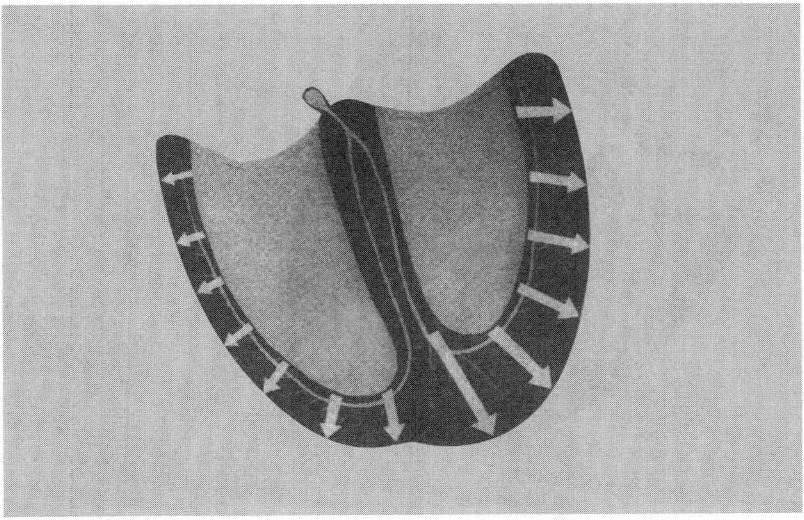

我们用许多小的向量表示开始于心内膜并扩布到整个心室壁的心室除极。

说明:心室的束支(神经)传导系统以很快的速度将激动从房室结传到两侧心室,沿此途径,心室的除极开始于心脏内表面,并同时传播到厚的心室壁的各部。(如许多小向量所示)

除极以很快的速度传布到整个心内膜(两侧心室壁的内层),因此________除极通常在同一时间在心内膜的各部开始。

(心室)

因此,心室的除极基本上是从________很快地通过心室壁的各部传播到心脏的外表面。

(心内膜)

说明:左室壁产生较大的向量,室间隔的除极是从左指向右。(图中没表示)

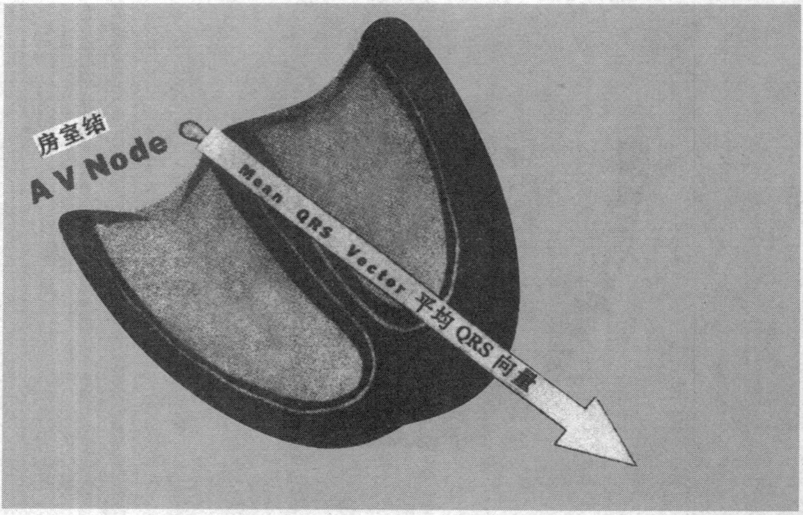

如果我们将心室除极的全部小向量(包括其方向和量值)综合在一起,我们就可得到一个代表心室除极总方向的大的"平均 QRS 向量"。

平均 QRS 向量的起点总是在________。

(房室结)

说明:心脏位于人体的中心,而房室结位于心脏的中心,则房室结可看成是总体的中心。

因为代表左室除极的向量较大,则平均 QRS 向量的方向稍偏向左________。

(心室)

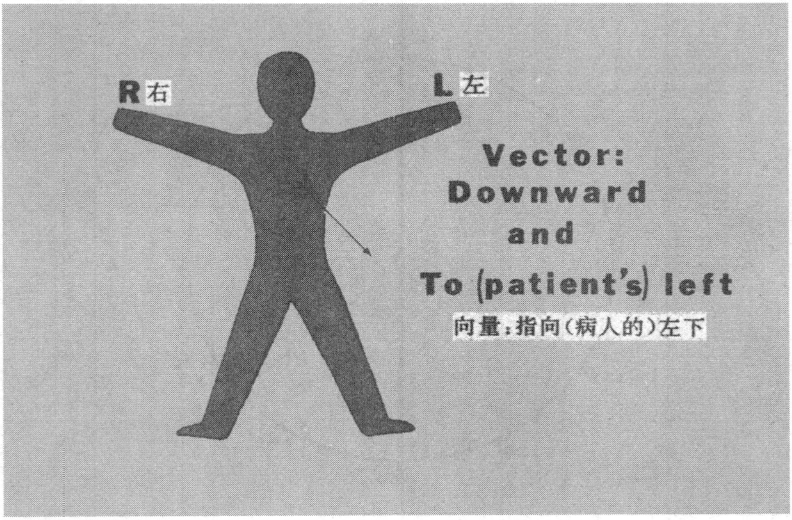

正常平均 QRS 向量指向人体的左下。

心室位于胸腔的偏左侧且心尖向下和向________。

（左）

________________向量尖端向下并朝向患者的左侧。

（平均QRS）

说明：从现在起“向量”将使用平均 QRS 向量，总之，想象的向量位于患者胸腔的上方，并牢记它总开始于房室结。

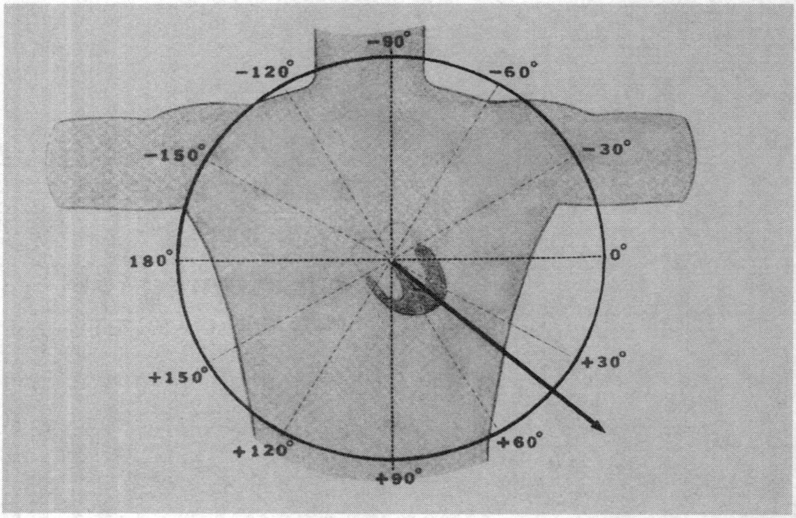

在患者额面上，环行范围内以度数标出的QRS平均向量的正确方位。

在围绕心脏的________的某处，我们可以确定平均QRS向量的位置。

（环）

环的中心是________。

（房室结）

正常时平均QRS向量指向左下，在0°和________之间。

（+90°）（不能忽略“+”）

说明：当从额面按度数定位时，心电轴简单说就是平均QRS向量。如在图释中其心电轴大约是+40°。

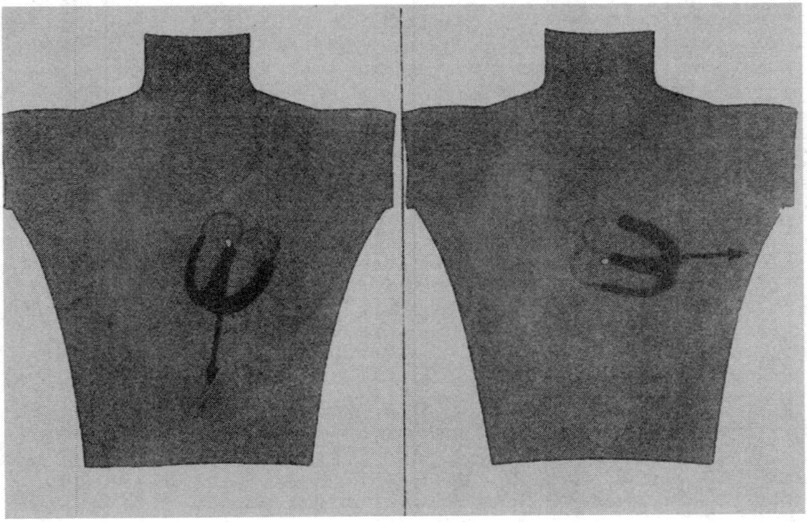

如果心脏转位，则向量也依同样的方向转位，房室结始终位于向量的尾部。

如果心脏转向________则平均 QRS 向量也指向右侧。

（右侧）

一位很胖的人，其膈肌被向上推（心脏同样也被向上推），其平均 QRS 向量可能直接地指向________。（呈水平位）

（左侧）

这个向量的尾部始终是________。

（房室结）

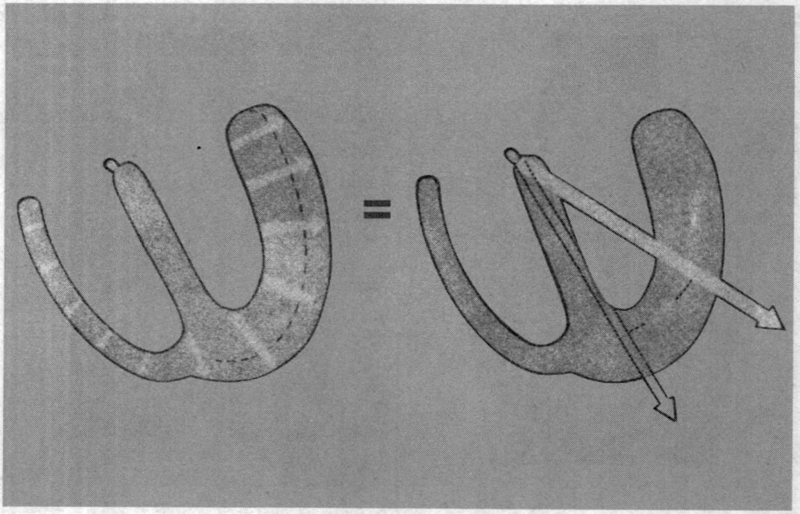

患一侧心室肥厚者，该侧较强的电活动促使向量向同侧转位。

一侧心室肥厚，该侧可出现较强的________活动。

（电）

于是平均 QRS 向量就向________侧转位。

（肥厚）

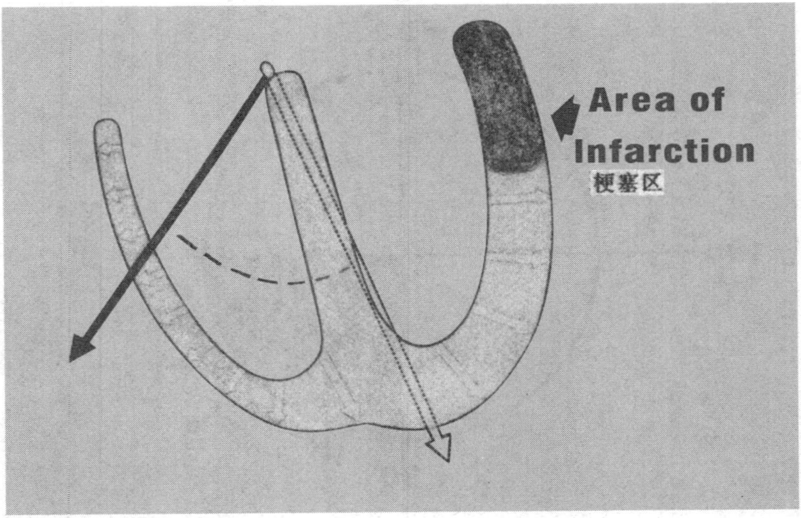

心肌梗塞时，心脏存在一个坏死区，该区丧失了血液供应，并且不能传导电兴奋。

说明：当冠状动脉（心脏血液供应的唯一来源）的分支被阻塞时，便发生心肌梗塞，由这支阻塞的冠状动脉供血的区域就丧失了血液供应，且变成电死区。

在心肌梗塞时（即冠状动脉闭塞），在心脏中出现一无________供应的区域。这个梗塞区处于电静止状态，因此，不产生向量。

（血液）

由于梗塞区不存在电________，故平均 QRS 向量就背离它，因该区不存在电向量（即反方向的向量已无对抗）。

（活动）

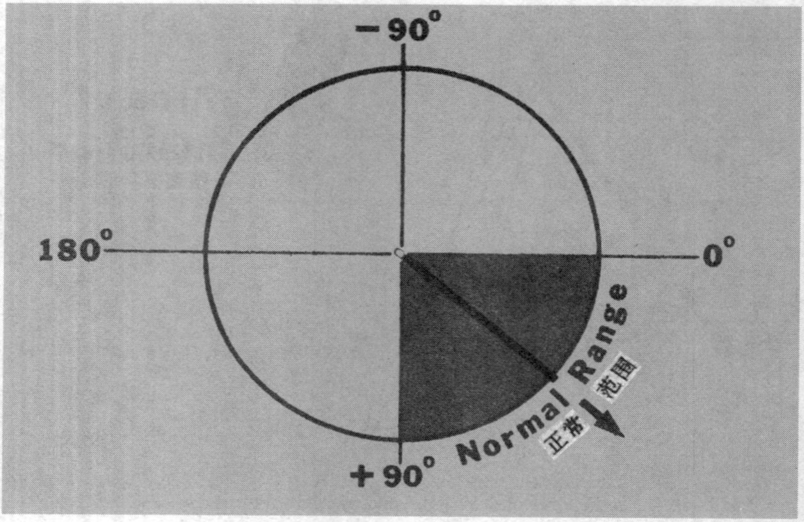

现在你可看出，为什么平均 QRS 向量对心脏情况可提供有价值的资料。

平均 QRS 向量应指向________的左下或在 0°到＋90°范围内。

（患者）

平均 QRS 向量对于心脏的________可给我们提供有价值的资料。

（位置）

……并可观测心室________和心肌________。

（肥大）（梗塞）

说明：平均 QRS 向量指向心室肥大侧而背离梗塞区。

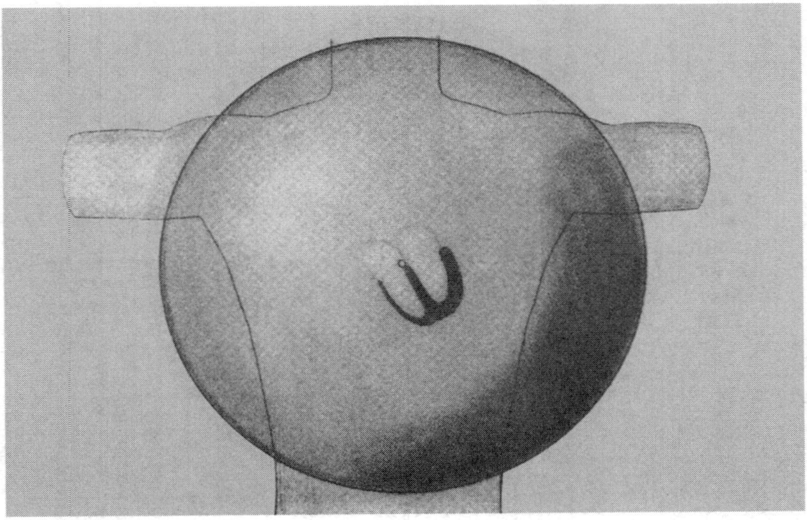

为测定向量的方向，可想象心脏被一球体环抱着，而房室结位于球体的中心。

可想象一个大________环抱着心脏。

（球）

________位于球体的中心。

（房室结）

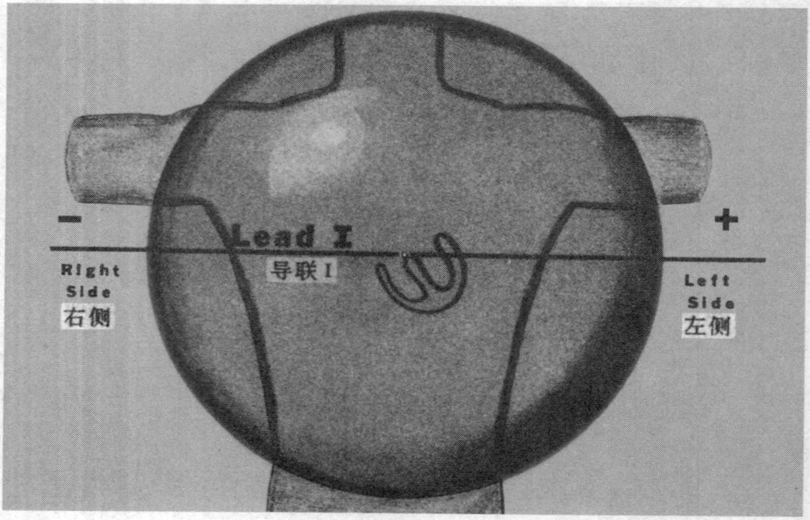

用想象的一个球体来考虑导联 I（左臂为正极，右臂为负极）。

导联 I 用左和右________进行检查。

（臂）

把导联 I 引入球体，其左边（左臂）是________极。

（正）

导联 I 中，右臂是________极。

（负）

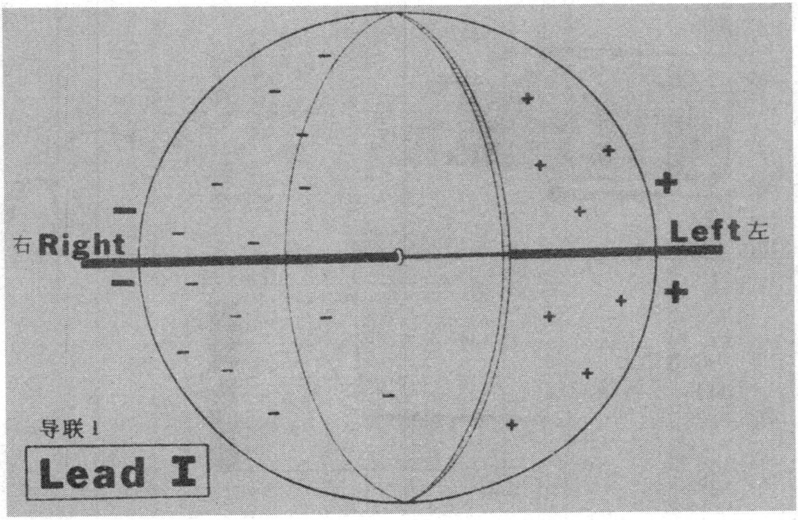

描记导联 I 时，患者左手侧的球体为正极，而右手侧为负极。

现在我们可以认为球体被分成两________。

（部分）

球的右半部为________。

（负）

应注意，我们此时只是在考虑导联________。

（ I ）

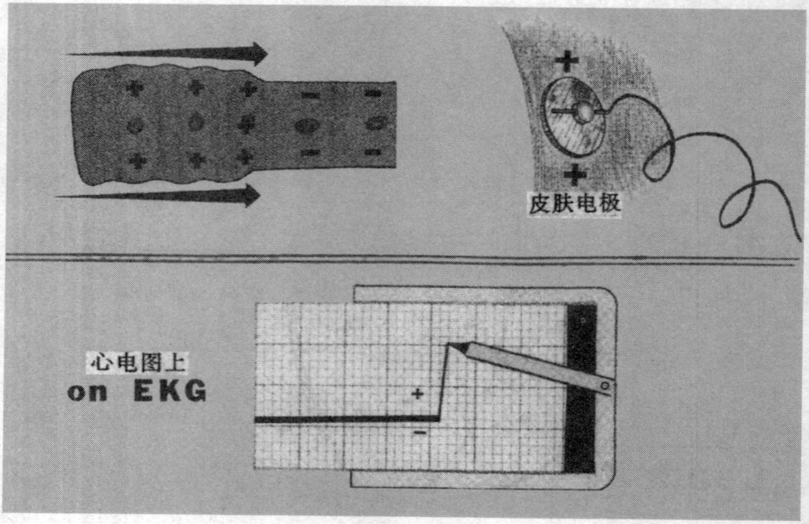

当心肌细胞除极的正向波向着正的(皮肤)电极移动时,在心电图上便可记录到一个正向(向上)的波。

我们可以认为一个除极的向上波就是________电荷运动的波。

(正)

当正电荷波向正侧________电极移动时,与此同时在心电图上便可记录到一个向上的偏移。

(皮肤)

如果你在心电图上见到一个向上的波(除极波),它就意味此时有一个除极________正侧皮肤电极移动。

(朝向)

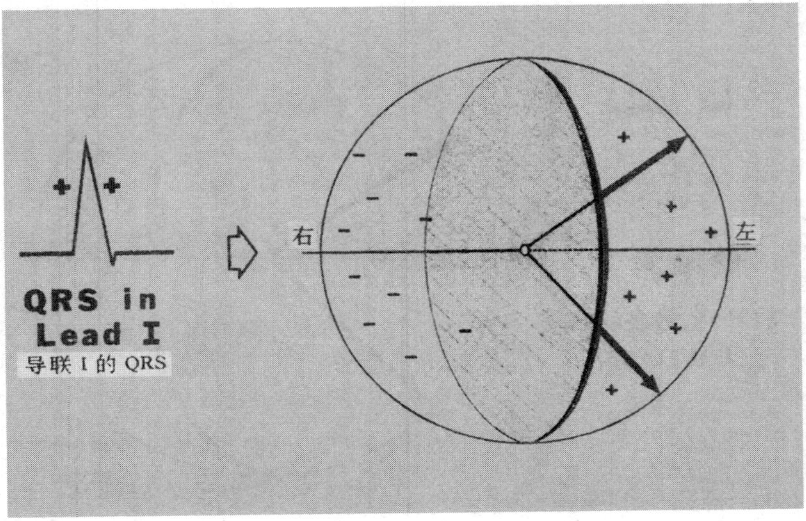

如果在导联 I 中，QRS 综合波是正向波（主波向上），则平均 QRS 向量指向球体的左半侧。

回到心电图上来，并分析导联 I 的________综合波。

（QRS）

说明：我们检查心电图，是因为所描记的 QRS 综合波代表着心室肌的兴奋。

如果导联 I 中的 QRS 主波向上，便称其为________波（正或负）。

（正）

……如果导联 I 中 QRS 是正向的，则平均 QRS 向量便指向正侧或指向球体的________半侧。

（左）

说明：如果你回忆并复习一下前述的全部内容，此问题会更清楚。

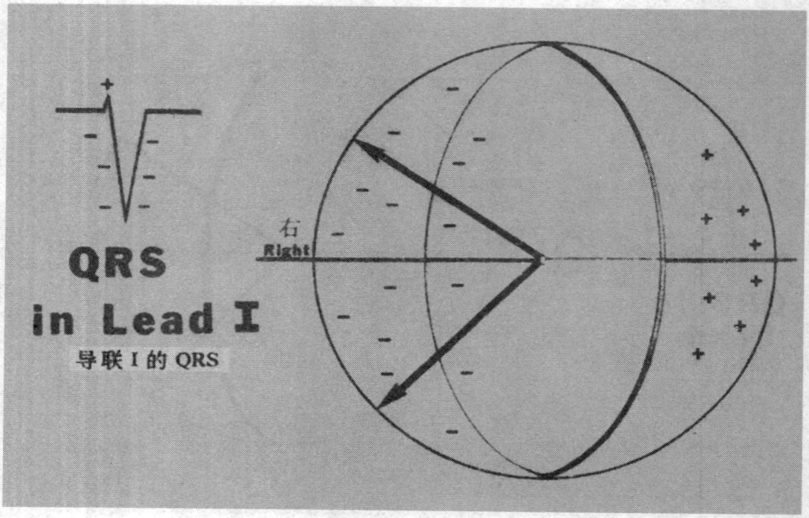

我们仍对导联 I 进行探讨，如果 QRS 主波是负向波(向下)，则向量指向患者的右侧。

在导联 I 中，如果 QRS 综合波的主波在基线以下，它就是________波(正或负)。

(负)

现在再看环绕患者的球体中的导联 I，指向球体负半侧的向量则指向患者的________边。

(右)

如果导联 I 中的 QRS 主波为负波，则平均________向量就指向患者的右边。

(QRS)

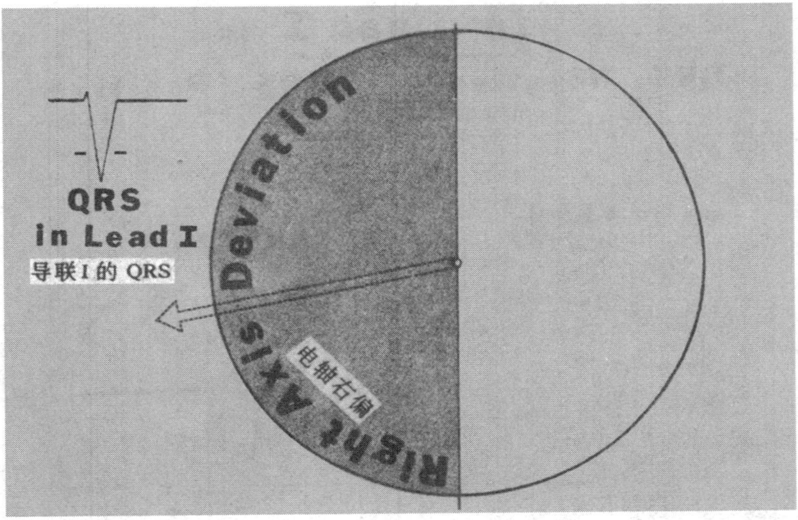

如导联Ⅰ中QRS综合波为负向波（向量指向右下），此时电轴就右偏。

如果平均QRS向量指向右下，我们便可确定导联Ⅰ中QRS综合波必是________波。

（负）

如果平均QRS向量指向患者的右侧（通过房室结所引的垂直线右侧），这就是________右偏。

（电轴）

如果在导联________中QRS综合波是负向波，这就意味着电轴右偏。

（Ⅰ）

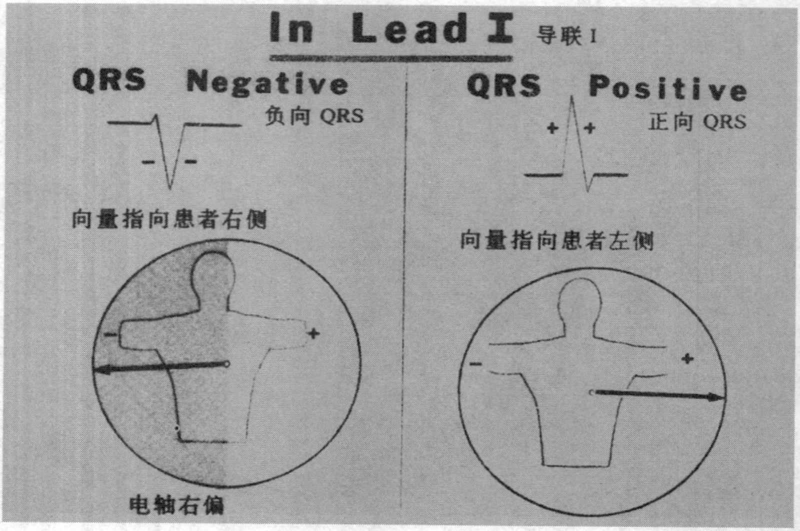

通过简单的观测,我们就可得出平均 QRS 向量指向患者的左侧或右侧。

判定电轴右偏的最好导联是导联________。

（I）

如果导联 I 中的 QRS 综合波是正向波(多数情况如此),这就意味着没有电轴右偏,因为此时的向量指向患者的________侧。

(左)

在导联 I 中,患者的左臂接的是________极。

(正)

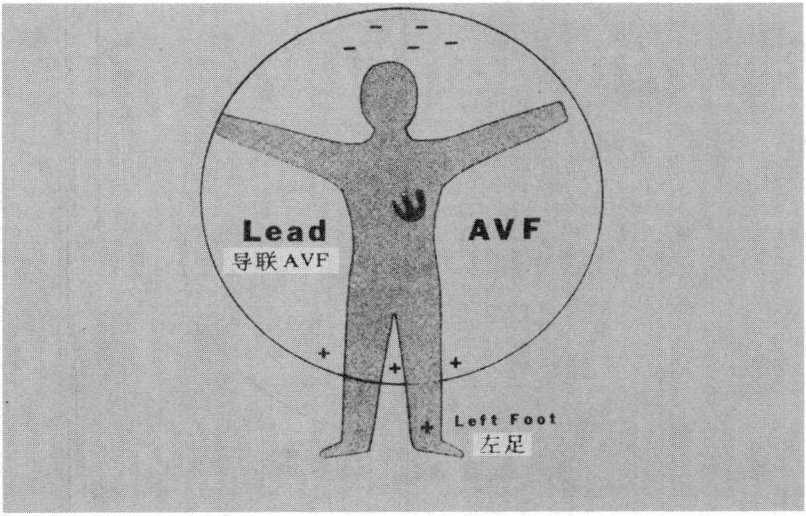

设想患者位于球体中间来引导 AVF，在此导联中将正极放于左足。

忘记前面所提及的导联，此时我们仅考虑导联________。

(AVF)

说明：当我们用心电图机记录 AVF 导联时，我们所涉及的球体与前面所提到的包绕身体的球体完全不同，在 AVF 导联的球体中，其正、负部分我们必须重新设定。

当我们调换心电图机的导联，描记 AVF 时，我们使用________足为正极来探测。

(左)

球体的下部是________(正或负)。

(正)

新球体的中心是________。

(房室结)

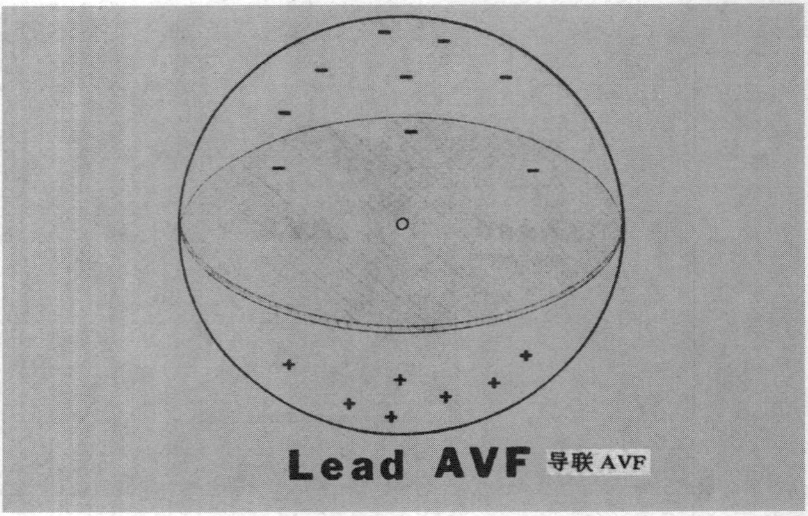

对 AVF 导联来讲，球体的下半部为正，上半部为负。

球体的上部(房室结的上方)是________(正或负)

(负)

对 AVF 导联来讲，球体分成两大半，上半部为________，下半部为________。

(负)(正)

对 AVF 导联来讲，房室结下方的球体是________，其方位变了吧！

(正)

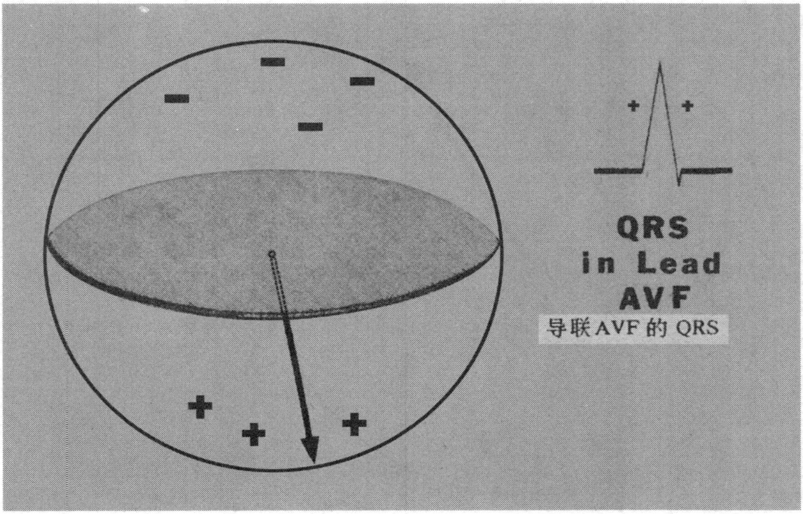

在AVF导联中，描记的QRS波主波为正向波，则平均QRS向量指向下。

在AVF导联中，如果平均QRS向量指向下，则描记的QRS综合波是________。

（向上或正向波）

说明：因为正向的QRS波是直立的，而向量却指向下，故不要混淆。必须记住，当QRS主波是正波时，向量指向球体的正半部，在AVF导联中，球体的下半部为正。

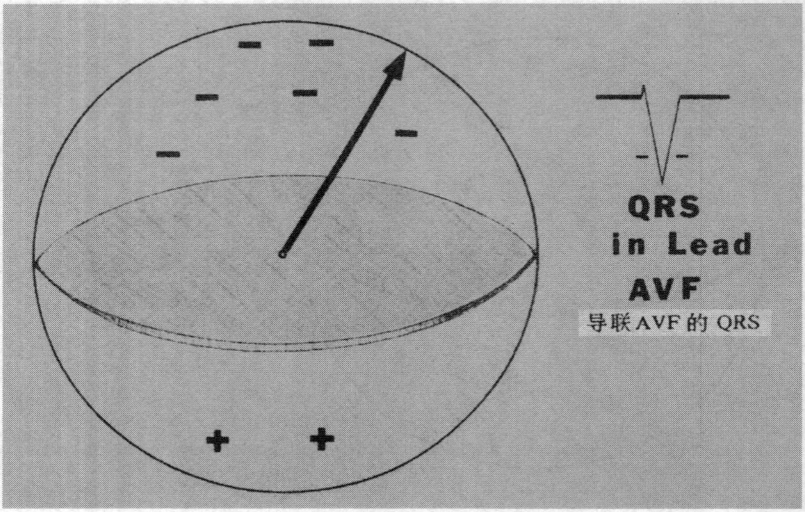

在 AVF 导联中，如果 QRS 主波是负向波，向量就向上，指向球体的负半部。

球体的________是房室结。

（中心）

在导联 AVF 中，球体的上半部是________。（正或负）

（负）

在 AVF 导联中，出现负向的 QRS 综合波，则表明平均 QRS 向量是向________，指向球体的负半部。

（上）

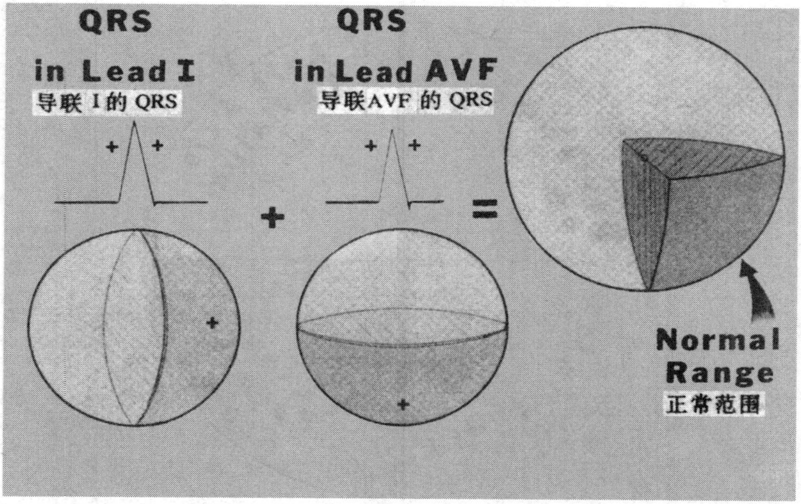

如果导联 I 中的 QRS 是正向波，则 AVF 导联也是正向波，其向量指向患者的左下（正常范围）。

在导联 I 中出现一个主波是正向的 QRS 波，则表明平均 QRS 向量指向患者的________侧。

（左）

在 AVF 导联中出现一个主波为正向的 QRS 波，则意味着其向量指向________。

（下）

如果导联 I 和 AVF 中的 QRS 都是正向波，则平均 QRS ________必定指向患者的左下。

（向量）

说明：因为心室朝向患者的左下，故当平均 QRS 向量指向左下时，这是它的正常范围，记住，我们所指的向量方位左或右是指患者的左或右而言。

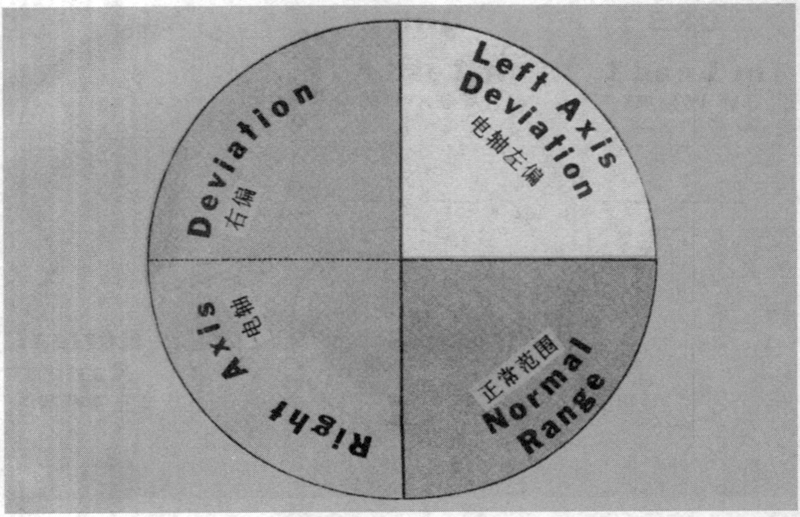

平均 QRS 向量指向的方位，存在有 4 个可能的区域。上图是面对患者胸部的视图（额面）。

如果向量指向患者的左上方，这就是________左偏。

（电轴）

如果向量指向患者的右边，这就是电轴________偏。

（右）

如果向量指向患者的左下方，其就是在________范围内。

（正常）

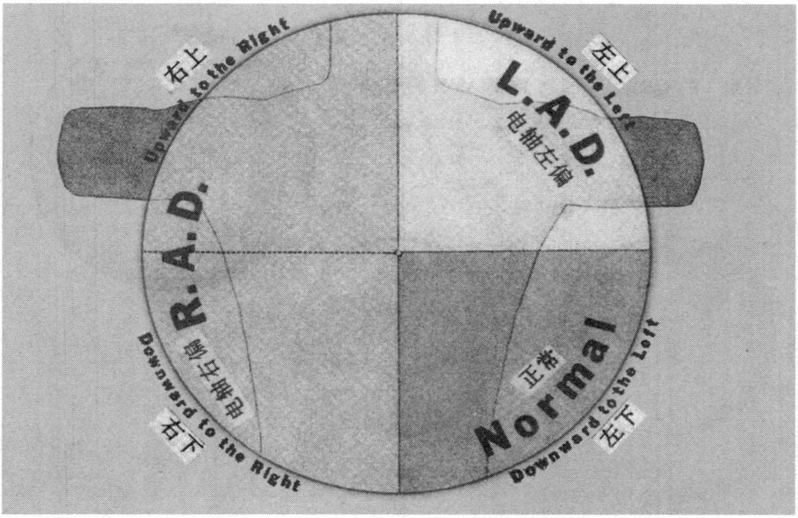

通过观测向量指向圆的哪一个象限，我们便可知道心室除极是向哪个方向进行。

说明：这种方法就是你可设想以患者房室结为中心，划一个圆，并将其平分成 4 份，在一些心电图表中，你会见到在一个圆周中所标出的向量。

左上象限代表电轴________偏。

（左）

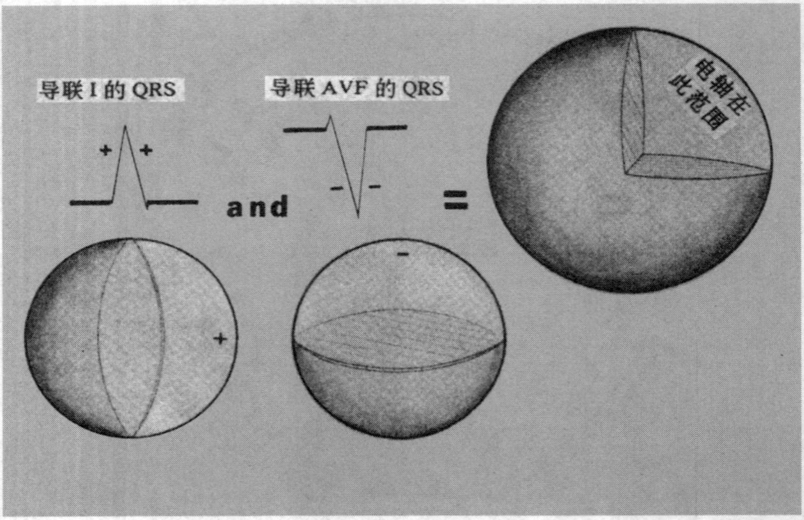

如果导联 I 的 QRS 为正向，而 AVF 的 QRS 为负向，则向量位于左上1/4处。

如果导联 I 的 QRS 直立则向量指向________。

（左）

如果向量指向上，则 AVF 中的 QRS 主波在基线________。

（下）

如果向量指向患者的左上，这就是________左偏。

（电轴）

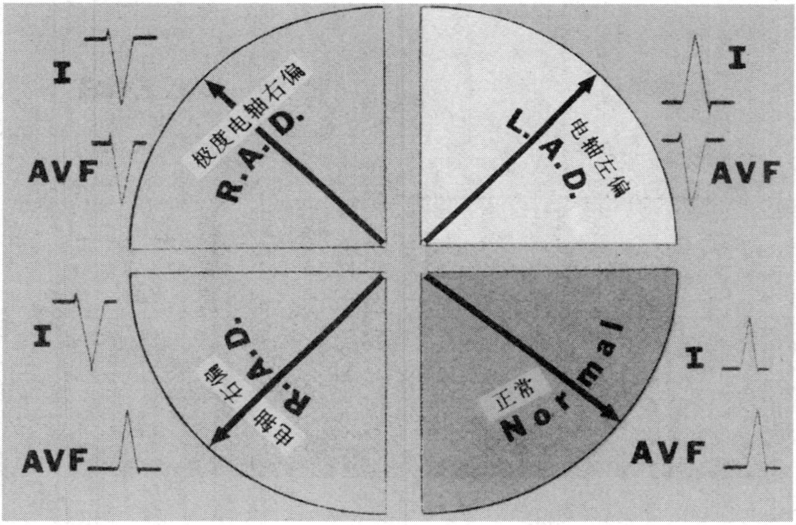

现通过观察导联 I 和 AVF 中的 QRS 综合波，便可判定平均 QRS 向量的方位。

任何时候导联 I 中的 QRS 综合波是负向波，则存在电轴________偏。

（右）

如果导联 I 中的 QRS 为正向波，而 AVF 中的 QRS 为负向波，则存在电轴左________。

（偏）

如果平均 QRS 向量指向患者的左下，则可推断导联 I 和 AVF 的 QRS 综合波的主波是________。（正或负）。

（正）

说明：当向量指向患者的右上方时，则常称为极度电轴右偏。

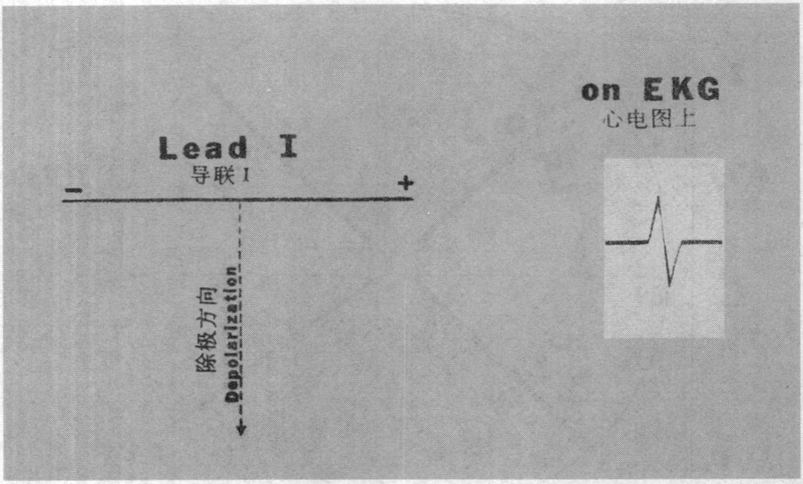

当除极方向垂直于某导联时，则电轴偏向很小和/或为等电位。

当除极的方向与某导联相垂直，即朝向任何一个探查电极时，所记录到的偏转是正、负相等，这就称为________。

（等电位）

等电位这个词，意思就是相等的电位差，即 QRS 综合波的正、负部分大致________。

（相等）

虽然等电位的 QRS 正、负偏转的大小相等，但其偏转一般都________。

（较小）

说明：在判定平均 QRS 向量所处的象限后（即正常，电轴左偏，电轴右偏，或极度电轴右偏），主要看哪个导联的 QRS 是等电位，这时我们便能更精确地确定向量的方位，这个方位就是与该导联的等电位线成约 90°的角。

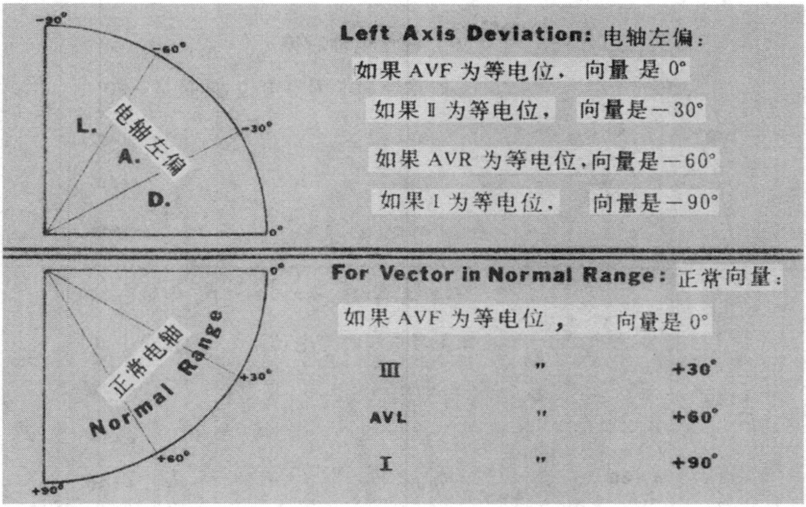

谁都希望以正确的方式来判定一个额面向量的方位，首先确定位于哪个象限，然后再看哪个导联的 QRS 近于等电位。

电轴左偏的病人，其平均 QRS 向量是在 0°和________之间。

（－90°）（不可忽略“－”）

一位患者的向量为＋60°，应在________范围之内。

（正常）

一位平均 QRS 向量处于正常范围的患者，如果导联________中的 QRS 是等电位，则将会出现＋30°的电轴。

（Ⅲ）

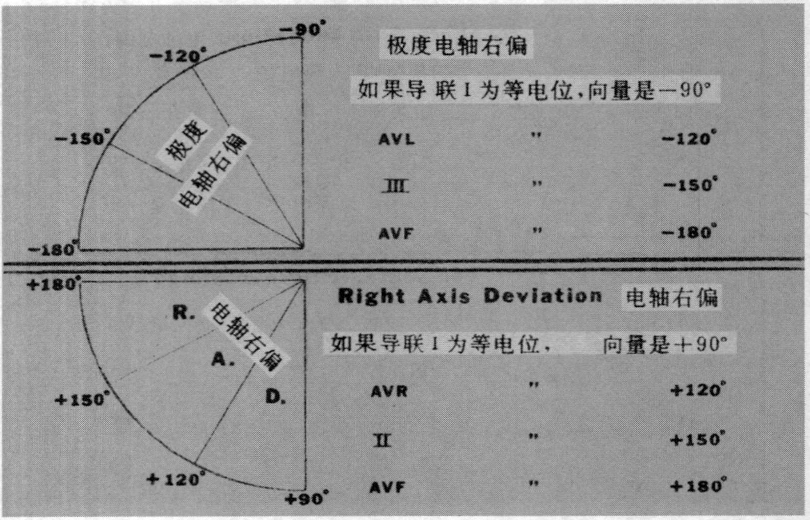

用相似的方法便可确定在电轴右偏和极度电轴右偏时平均 QRS 向量的方位。

电轴右偏且向量为＋150°的患者，可能在导联________中描记出近于等电位的 QRS 波。

（Ⅱ）

见到一个近于－150°的向量，这将表明此向量是处于________电轴右偏的象限内。

（极度）

说明：是＋180°或－180°取决于向量是在电轴右偏或极度电轴右偏的象限内。

说明：用同样的求平均 QRS 向量的那种精确方法，任何人全能估算出 QRS 综合波中任一时刻的向量（如初始或终末 0.04 的向量）。

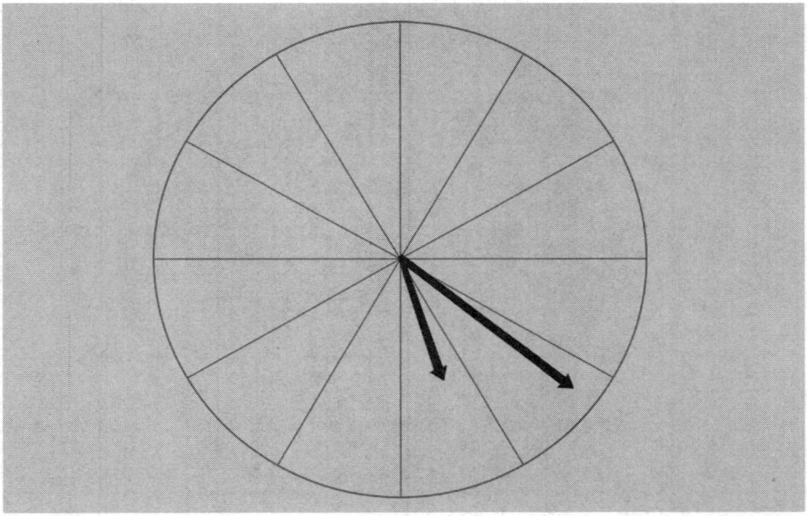

经常记录的电轴就像钟表的两个指针，长箭头是 QRS 向量，短箭头是 T 波向量。

T 波也存在一个向量，这个向量也能依照用于求________向量的同样方法来确定。

(QRS)

说明：当 T 波向量与 QRS 向量彼此相差 60°或更大时，一般认为属于病理现象。

T 波向量通常是用一个比 QRS 向量较________箭头来代表。

(小)

说明：要经常注意，文献中电轴用“A”来代表，如 A＋60°。

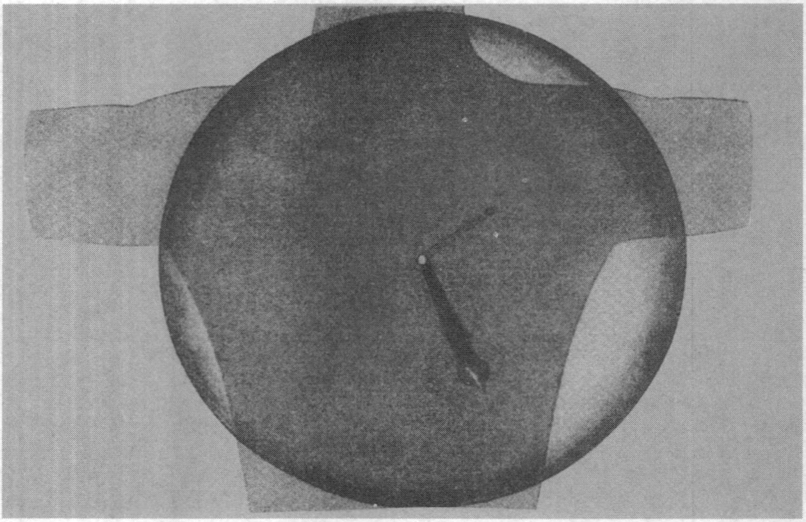

球体是三维体，这样我们就能确定平均 QRS 向量是指向前或指向后。

平均 QRS 向量可以指向患者的前面或________。

（后面）

这就意味着心室的除极自________向前或向后进行。

（房室结）

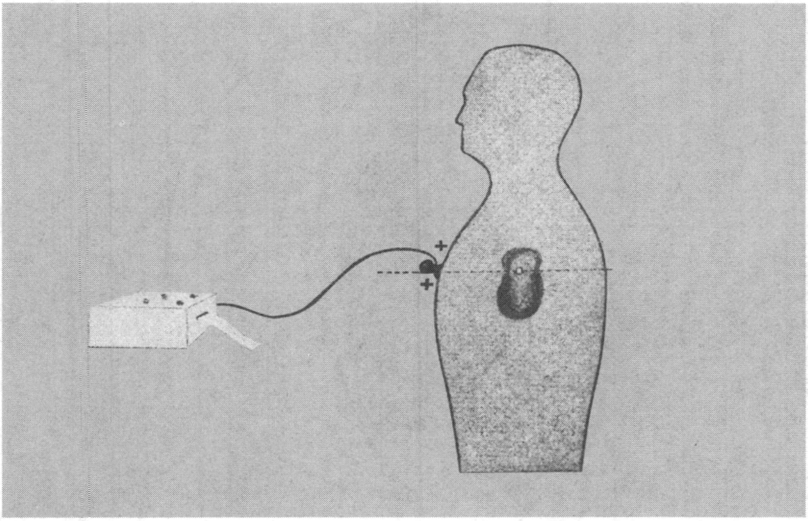

将探查电极放于胸部，正对房室结的位置便可引导 V_2 导联。

V_2 导联的探查电极是________(正或负)。

(正)

说明：胸导联的探查电极是一种具有吸力的杯状物，它可根据胸部 6 个导联的不同位置移动使用，但每个杯状探查电极全是正极。

V_2 导联探查电极的位置正好是在________的前方。

(房室结)

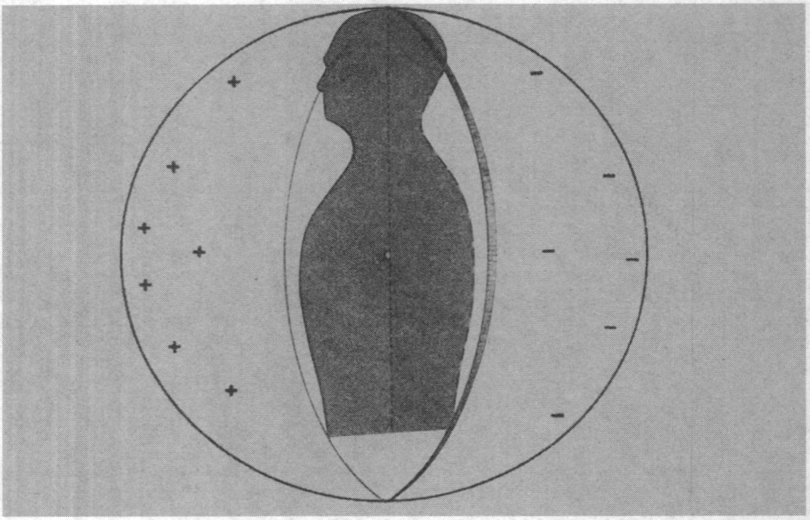

我们从球体的角度探讨 V_2 导联，则可看到前半部为正，后半部为负。

依一球体来探讨 V_2 导联，虽然患者面向我们，但球体的________仍然是房室结。

（中心）

当探讨导联 V_2 时，则认为患者背面是________（正或负）。

（负）

房室结的前面是球体的________半部。

（正）

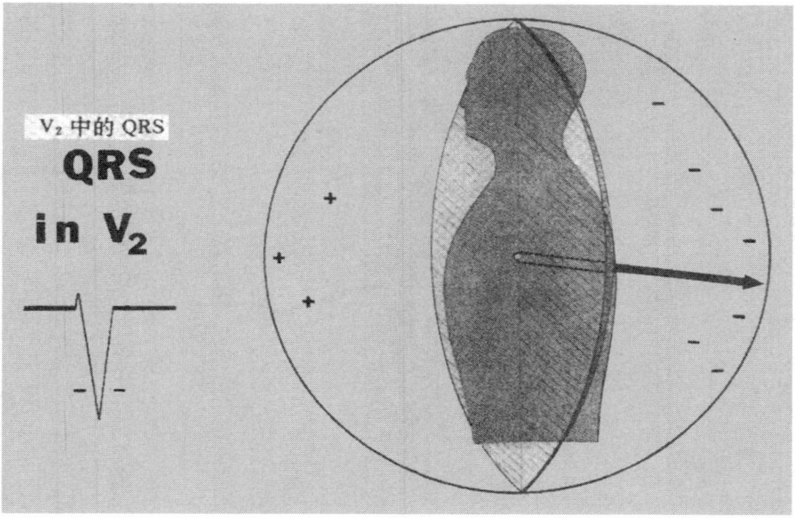

如果 V_2 导联的 QRS 是负向波，则平均 QRS 向量指向背面。

V_2 导联的 QRS 综合波通常是________向波（即在基线以下）。

（负）

因此，平均 QRS 向量通常________指向球体的负半部。

（向后）

V_2 导联描记出一个正向的 QRS 波，这就意味着平均 QRS 向量指向________（这是异常的）。

（前）

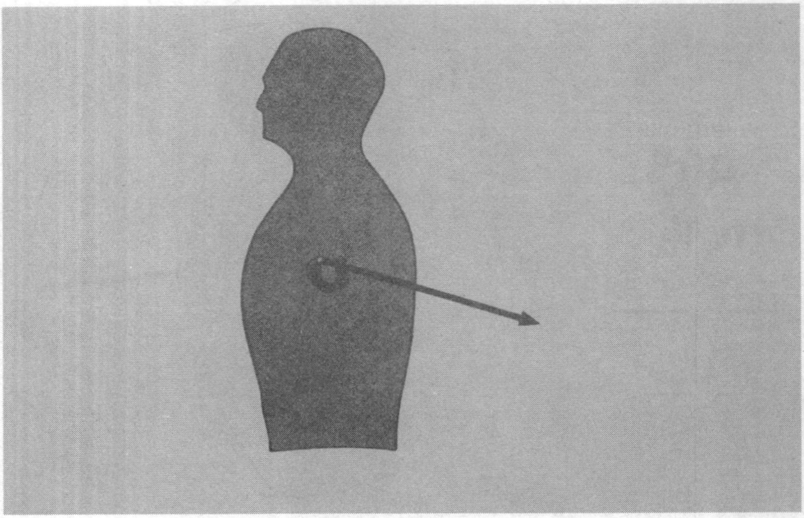

因为较厚的左心室位于胸腔中偏后位置，因此，促使向量指向后。

两个心室中，较厚的是________室。

（左）

在胸腔中，左室的位置比右室更靠________。

（后）

较厚的左心室，促使________ QRS 向量指向患者的背面。

（平均）

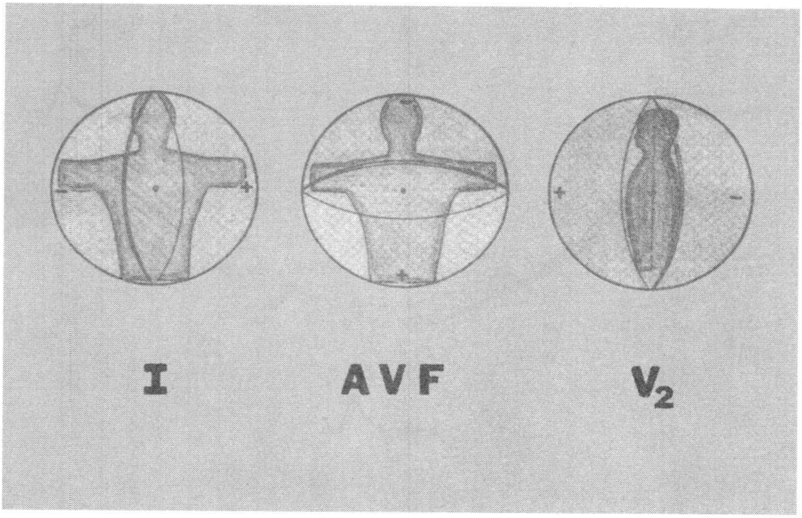

现仅讨论导联Ⅰ，AVF 和 V_2，你则能发现平均 QRS 向量可有三种偏向。

通过检查导联________和________就能将平均 QRS 向量定位在平行于患者胸部的平面上(额面)。

(Ⅰ和 AVF)

如果这两个导联的 QRS 综合波是________向波，则平均 QRS 向量 就处于正常范围。

(正)

如果 QRS 综合波在________导联中是正向波，则平均 QRS 向量就指向前。

(V_2)

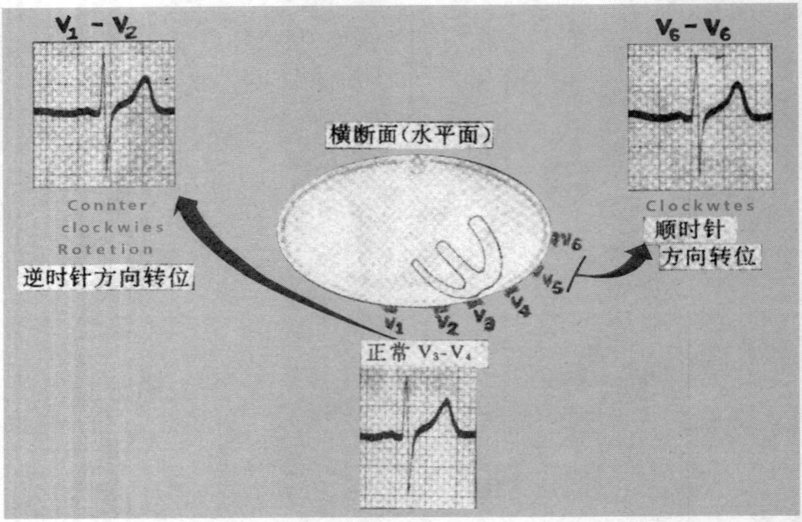

围绕着中心轴，向量有时可呈顺时针方向转位(向后)成呈逆时针方向转位(向前)。

说明：如果我们用一铁棒竖着自上腔静脉穿过下腔静脉下口，心脏则可环绕铁棒旋转，因而我们便能确定心电图的旋转类型。同时，我们也可看到向量围绕中心轴的旋转。心脏病专家认为，面向室中隔的 V_3 或 V_4 导联有一个正，负向相等的 QRS 波，(“移行区”)。当移行区的 QRS 向后朝向 V_5 或 V_6 的位置移动时，称为顺时针方向转位。如果我们见到一移行的 QRS(或称“等电位”的 QRS)出现在 V_1 或 V_2 的位置，这就是逆时针方向转位。

说明：当我们记忆顺时针方向或逆时针方向转位时，应注意到此旋转是在水平面内进行的，为更清楚起见，请看 38 页。电轴的偏移是在额面，而心脏转位是在水平面。翻阅此书未尾(270 页)的小笔记卡，可对心电轴进行复习。

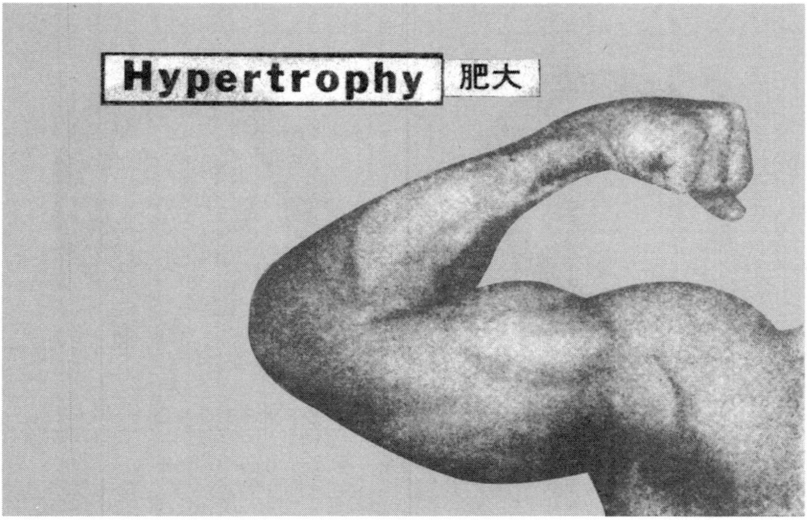

肥厚，涉及到肌肉则是指肌块的增大。

说明：这张图是位喜爱举重者的上臂，我曾考虑这张图用我自己的上臂，但因我的上臂无如此丰满，所以我很快放弃了这种想法。

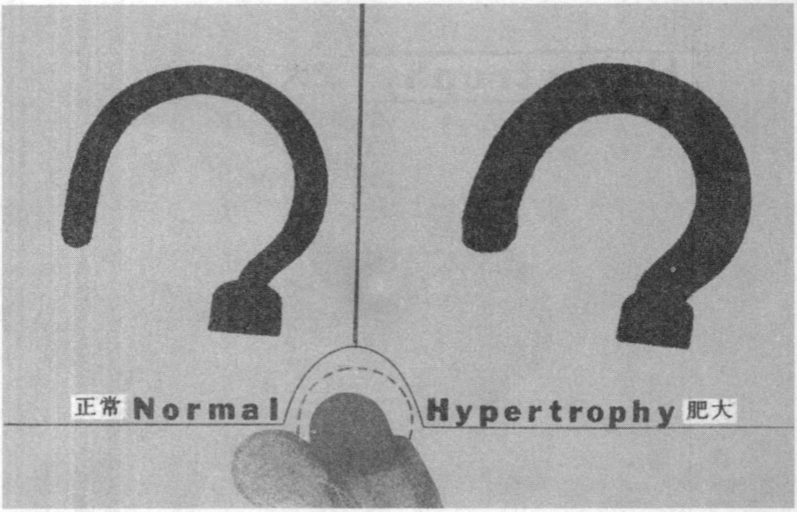

心腔肥厚，是指心腔壁厚度的增加。

心腔肥厚，是指心腔壁的厚度增大超过________厚度。

（正常）

肥厚，通常不改变________容积，也不改变舒张时总的大小。

（心腔）

心腔壁内肌肉的肥厚可通过________诊断。

（心电图）

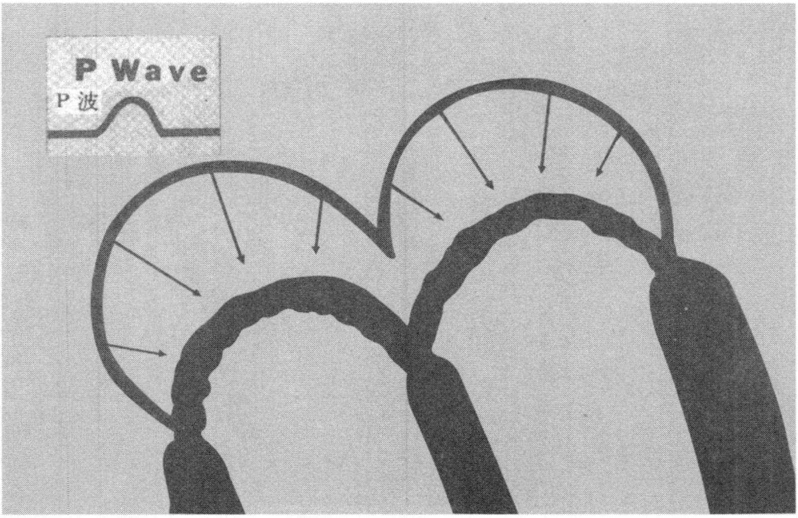

因为P波代表两侧心房的收缩，我们检查P波，就可做为心房肥大的指标。

先有两侧心房的除极，才引起两侧心房的________。

（收缩）

心电图上所描记的________波，就是两侧心房的除极波。

（P）

检查心电图的P波可发现________肥大的指征。

（心房）

说明：肥大指肥厚及扩张同时存在，心房壁虽可肥厚，但因其壁薄一般均伴扩张，故一般不称心房肥厚而称心房肥大。

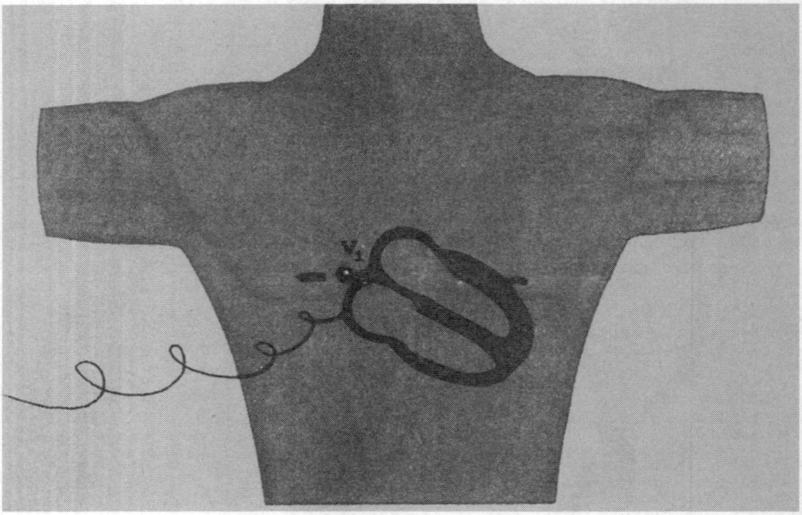

V_1 导联正好位于心房之上，这样 V_1 中的 P 波便为我们提供了最好的心房肥大指征。

当描记 V_1 导联时，放于胸部的探查电极是________（正或负）。

（正）

将探查电极放于右侧胸骨旁第四肋间隙，便可记录到导联 V_1，这个吸杯样探查电极的部位，正好在________之上。

（心房）

因为这个探查电极离心房最近，所以导联 V_1 是检查心房________最有价值的导联。

（肥大）

一种看法认为导联________中的 P 波可为我们提供关于心房肥大最准确的指标。 （V_1）

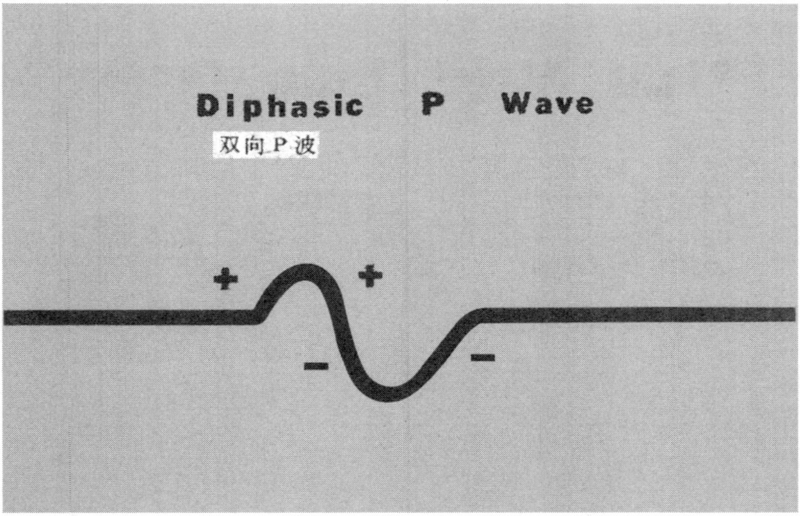

由于心房肥大，则 P 波可呈双向(即呈正和负双向波)。

将具有正和负两部分的波称为________波。

(双向)

因是双向波，我们就可意识到它是同时具有在基线________和基线下偏转的波。

(上)

双向 P 波是心房肥大的特征，但同时我们还要了解哪侧________肥大。

(心房)

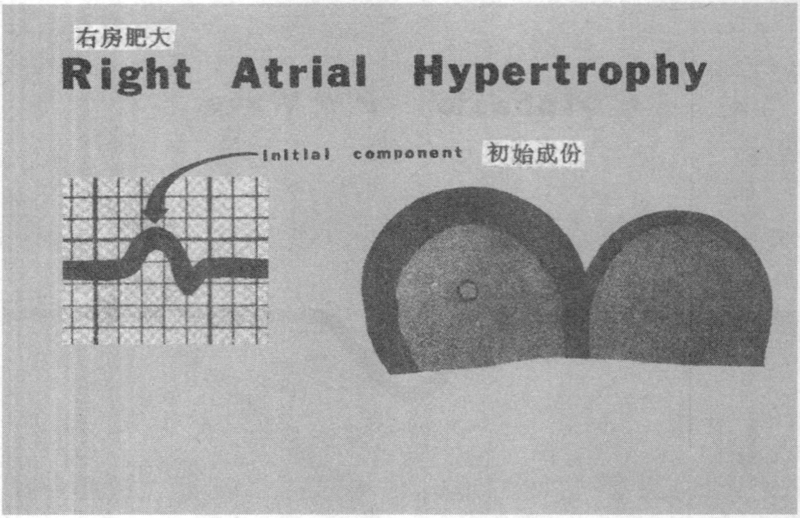

如果双向 P 波的初始部分比较高大，这就是右房肥大。

如果 V_1 导联中的 P 波呈________则我们便可知道有一侧心房肥大。

（双向）

如果双向 P 波的________部分最大，则是右房肥大。

（初始）

在 V_1 导联中，具有较大初始成分的双向 P 波，则提示我们这个患者的________房较左房壁厚。

（右）

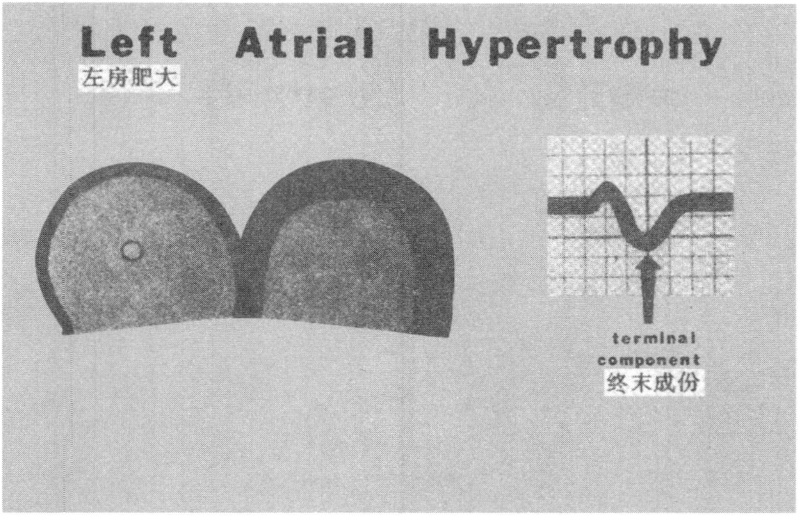

如果 V_1 导联双向 P 波的终末部分大宜宽，则存在左房肥大。

因为二尖瓣狭窄，左房肥大的患者，在导联________中将会出现双向 P 波。

(V_1)

这种病人在 V_1 导联中的 P 波________部分较大。

(终末)

V_1 导联中双向 P 波的终末部分，通常是________(正或负)。

(负)

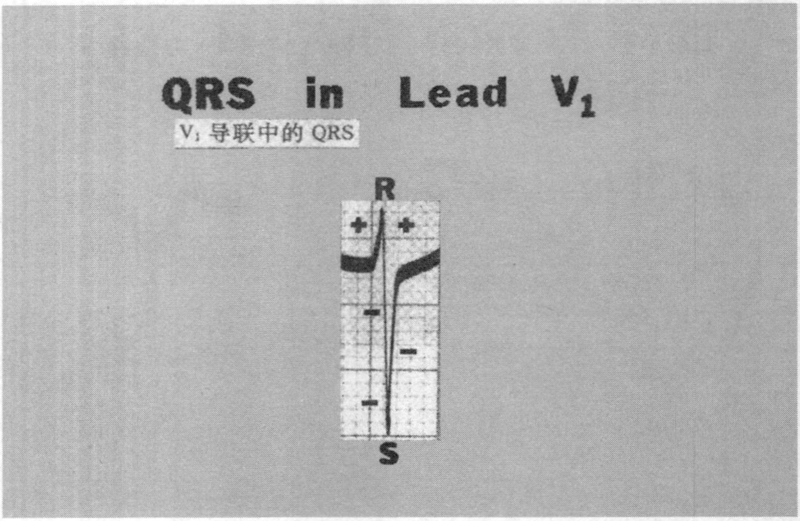

分析 V_1 导联中的 QRS 综合波，正常时 S 波较 R 波大。

QRS 综合波代表着心室的激动，于是我们认为它可反映________肥厚的某些指标。

（心室）

在 V_1 导联中 QRS 综合波主要是负向波，因此________波一般很小。

（R）

说明：V_1 的探查电极为正。心室的除极指向患者的左、后、下（较厚的左室位于靠后），因为左室的除极是背离 V_1 电极（正极）移动，因此 V_1 导联中 QRS 一般以负波为主。应记住，当正向除极波朝向正的探查电极移动时，在心电图上便可记录到正向偏移。而当正向除极波背向正的探查电极移动时，便记录到负向偏移。

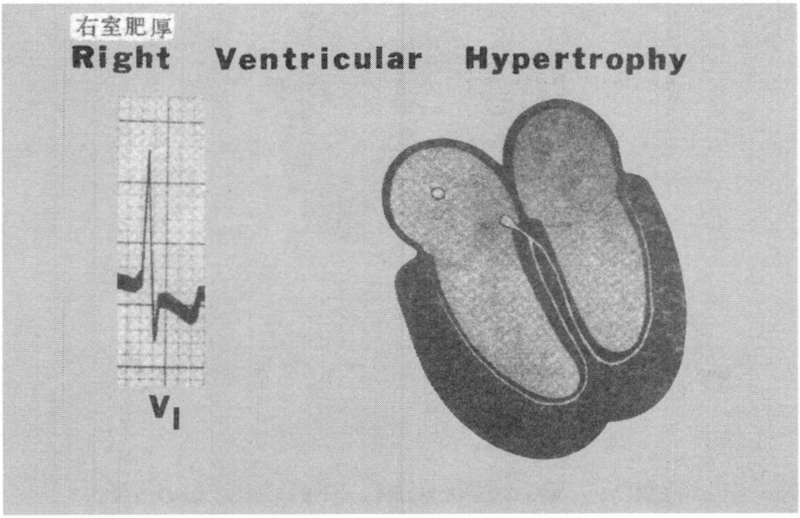

在右室肥厚时，V_1 导联就出现较大的 R 波

当右室肥厚时，V_1 导联中出现较大的________波。

(R)

说明：由于右室肥厚，右室壁就很厚，于是就出现较大的正向除极波（较大的向量）朝向 V_1 的探查电极的正极移动，因此，在 V_1 导联中的 QRS 波必然会出现比正常更大的正向波（向上的波）。

在右室肥厚时，V_1 导联中的 S 波比 R 波________。

（小）

说明：心室肥厚时也可伴有扩张，应称为心室肥大，但一般习惯仍称心室肥厚。

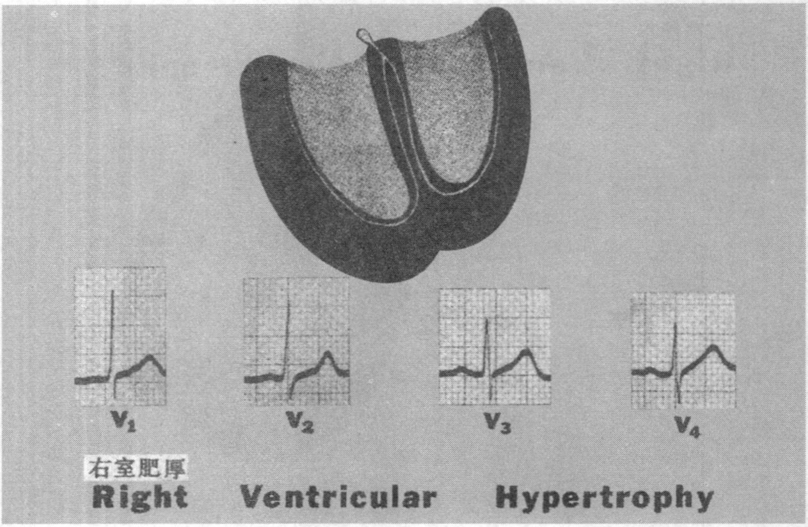

在右室肥厚时，V_1 导联的大 R 波在 V_2、V_3、V_4 等导联逐渐变小。

当右室肥厚时，则在________导联有一大 R 波，且在 V_1 之后的胸导联 R 波逐渐变小。

(V_1)

________波的高度是自右胸导联至左胸导联逐渐降低。

(R)

说明：增大的右室会产生更大的指向右侧的向量，于是便经常伴有电轴右偏（平均 QRS 向量右偏）。

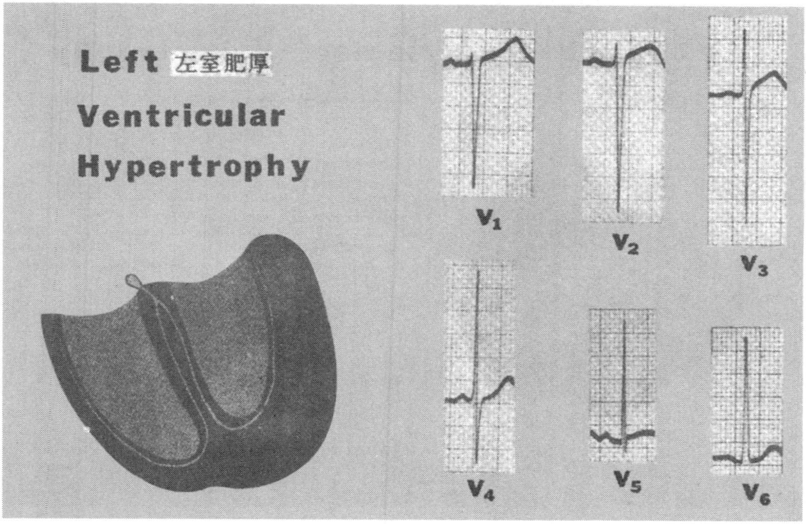

左室肥厚时，因左室壁很厚，因而便产生大的 QRS 波。

________室壁是所有心腔中最厚的。

（左）

左室肥厚可产生在高度和深度上都增大的 QRS 综合波，尤其是在________导联。

（胸）

说明：正常时 V_1 导联呈深 S 波，但患左室肥厚时则出现指向患者的左下，背离正的 V_1 探查电极的较大的除极，因而 V_1 导联的 S 波更深，也可出现电轴左偏，因为此时平均 QRS 向量向左移。

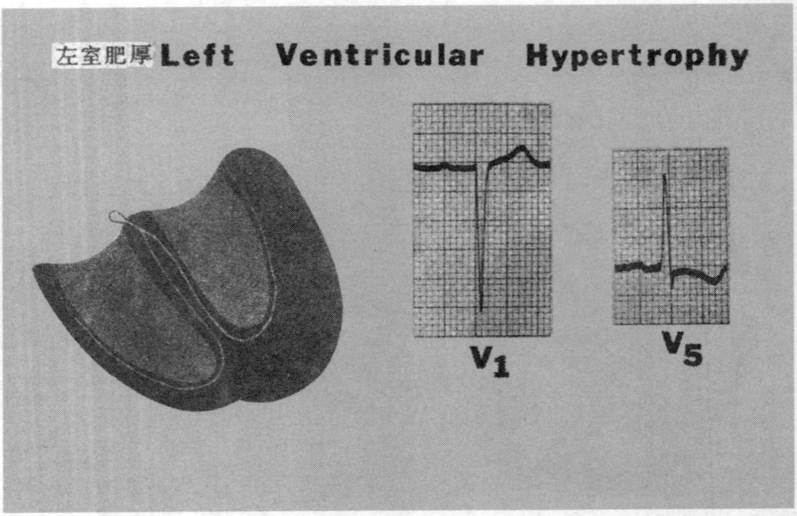

左室肥厚者，V_1 导联呈大 S 波，V_5 呈大 R 波。

左室肥厚者，在 V_1 导联呈现一深________波。

(S)

说明：V_5 导联是面向左心室，因此，当左室肥厚时，增大的除极波是朝向 V_5 的探查电极移动，其结果是较大的正向除极波朝向 V_5 的探查电极（正极）移动。因此 V_5 导联的 QRS 波就必然是以正向波为主，于是在该导联便出现更为高大的 R 波。

在左室肥厚时，V_1 导出现深 S 波，而在________导出现高大的 R 波。

(V_5)

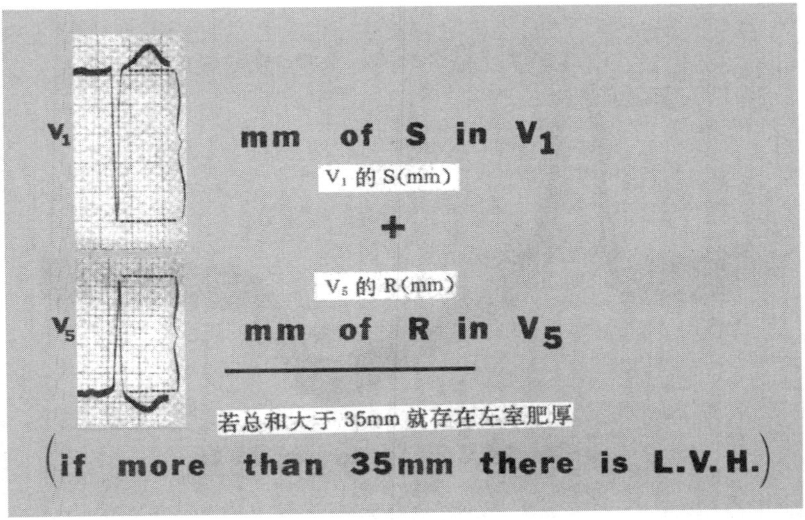

如果 V_1 导联 S 波的深度(mm)加上 V_5 导联 R 波的高度大于 35mm 则存在左室肥厚。

对左室肥厚的心电图进行核对，必须将 V_1 导 S 波的深度与 V_5 导________波的高度相加。

(R)

如果 V_1 导 S 波的深度(mm)加上 V_5 导 R 波的高度(mm)大于 35mm，则左室________是存在的。

(肥厚)

说明：这种 V_1 的 S 波与 V_5 的 R 波相加对每份心电图都应常规进行。

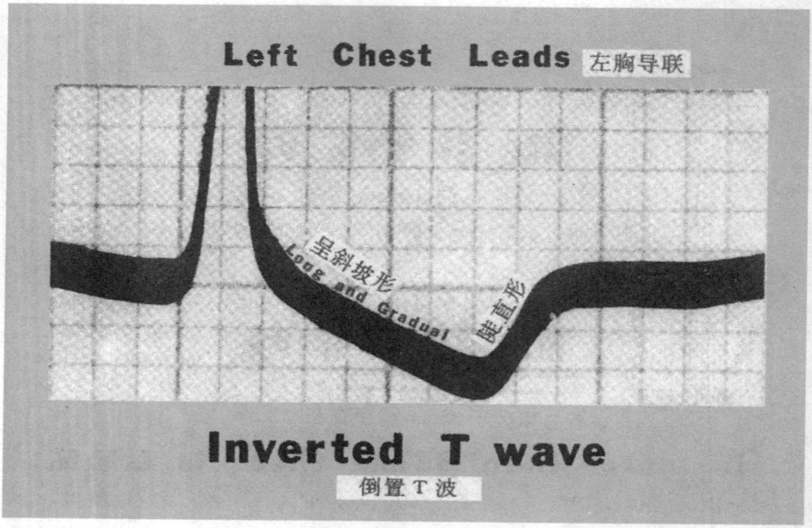

这种 T 波经常是左室肥厚的特征，T 波倒置且不对称。

当左室肥厚时，通常可见到一种特征性的________波。

(T)

由于左胸导联(V_5 或 V_6)面向______室，因而它们便是观测这种表明左室肥厚的 T 波的理想导联。

(左)

这个倒置的 T 波逐渐向下倾斜，并很快地回到________。

(基线)

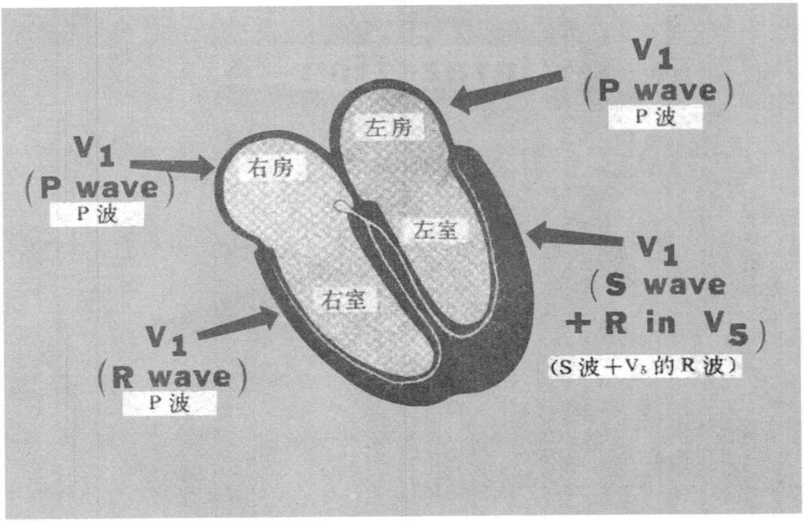

记住，由 V_1 导联可得到有关心腔肥厚(或肥大)的大量资料。

当常规地阅读一份心电图时，你应检查是否存在有某侧心腔________。

(肥大或肥厚)

首先检查 V_1 中的 P 波看它是否是________。

(双向)

第二，检查 V_1 中的 R 波及 S 波，再检查 V_5 中的________波。

(R)

说明：要复习肥大(或肥厚)，可查阅本书末第 271 页的小笔记卡片。

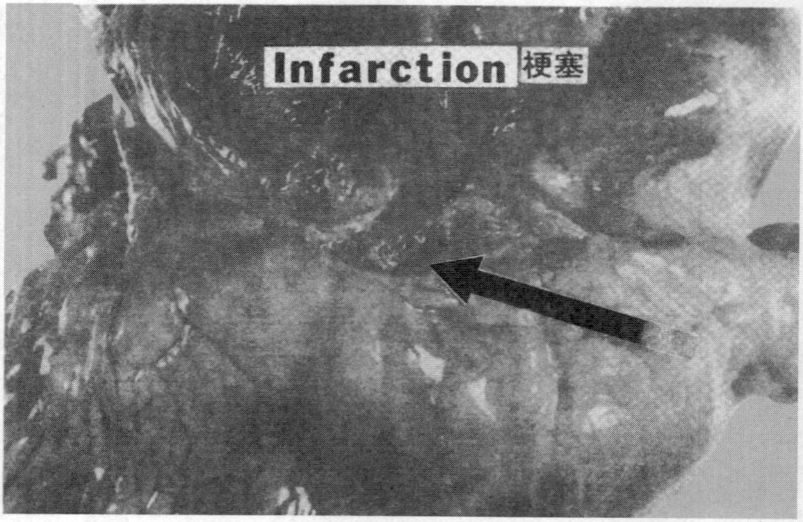

动脉硬化可造成某一冠状动脉堵塞，或某处动脉硬化斑附着一血栓，此血栓也可堵塞某一冠状动脉，冠状动脉闭塞便造成心肌梗塞。

说明：心肌梗塞是由于冠状动脉闭塞造成的，这样，闭塞区心肌便丧失了血液供应，这种闭塞可能同该人患严重的冠状动脉狭窄有关。这种患者的心功能在安静时是好的，但当他激动或用力活动时，快速搏动的心脏就需要大量的血液（和氧）供给，而此时它的冠状动脉却不能提供。若是冠状动脉的一主支被堵塞，则此时的心肌梗塞结果是严重的，甚至是致命的。

说明：这节介绍的梗塞是指冠状动脉的完全阻塞，我们还可判定某一冠状动脉是否存在某种程度的狭窄，并由此导致对心脏血液供应的减少。因此要记住，我们阅读心电图，是为了确定心脏的冠状动脉灌注情况。

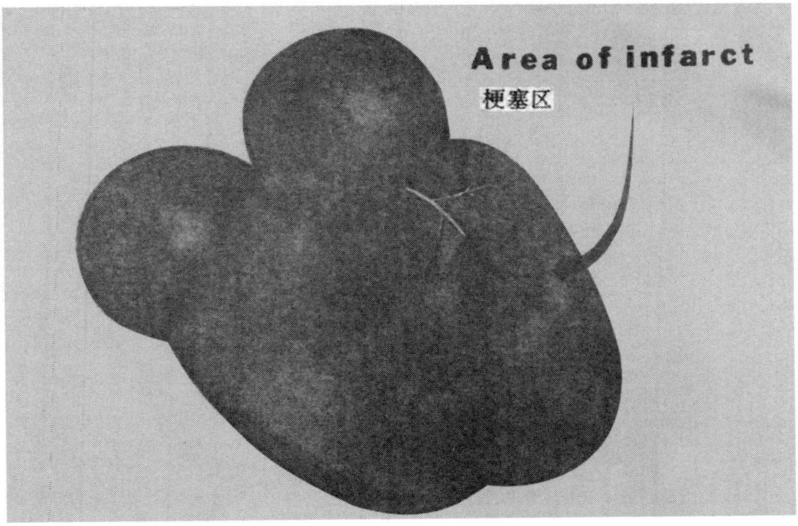

当供应左室的冠状动脉被堵塞时，便发生心肌梗塞，这样便导致梗塞区丧失了血液供应。

心脏突发________堵塞和心肌梗塞涉及的是同一严重病症。

（冠状动脉）

心脏的唯一血液供应来自________动脉，当冠状动脉的某一分支严重狭窄或被阻塞时，由该分支供血的心肌便丧失了充足的血液供给。

（冠状）

梗塞的部位通常是在左室，并常伴有严重的心律失常甚至________。

（死亡）

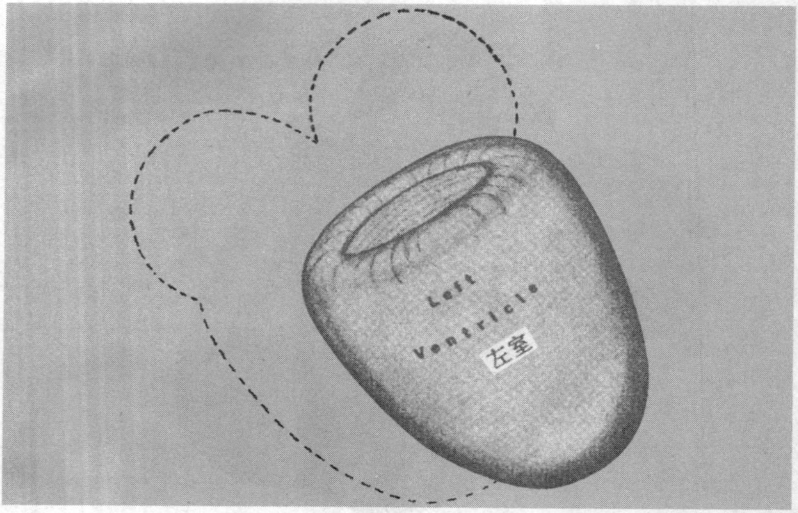

注意，心肌梗塞仅发生于较厚的左室。

左室是心腔中最厚的，如果冠状动脉狭窄，需要较大量的血液供应的左室，首先由于________循环的减少而受累。

（冠脉）

通过有力的________心室，血液被泵送到全身各部，因此，它是非常重要的。

（左）

说明：当我们叙述梗塞部位时，我们讲的是左室部位的梗塞，供应左室的动脉也可能分支到心脏的其他部位，因此，左室梗塞也可能包括其它心腔的一小部分。

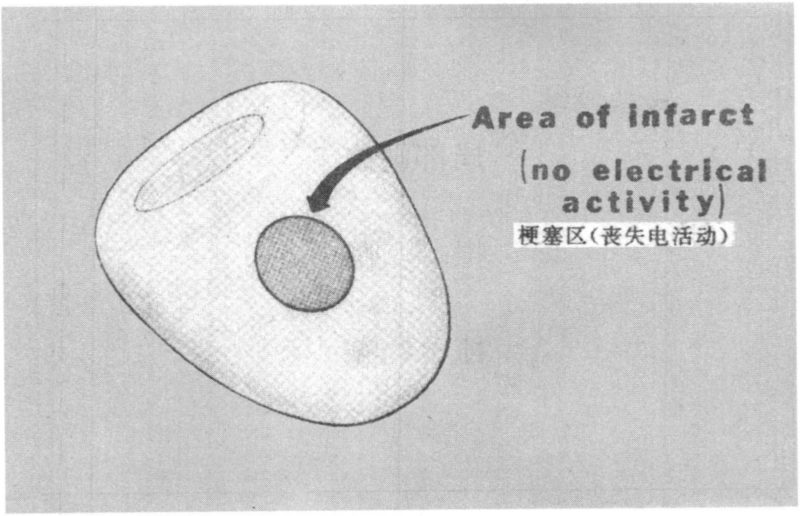

左室梗塞区，由于丧失了血液供应，故形成电的死区，所以就不能传导激动。

梗塞通常仅发生于左________壁。

（室）

梗塞部位不能传导________，因为该部位的细胞已坏死，且不能正常地除极。

（激动）

说明：梗塞部位产生一电空白区，以至使心脏的功能丧失。

局部缺血 损　　伤 梗　　塞

传统上所说的急性心肌梗塞应包括局部缺血，损伤和梗塞，但其中每种都可能单独发生。

记录的这三种病理变化是辨认和诊断________的依据。

（心肌梗塞）

________意思就是血流减少，即血液供应不足。

（缺血）

说明：在确立心肌梗塞诊断时，不需要局部缺血，损伤和梗塞同时存在，但它却为常规检查提供了一套良好的标准。

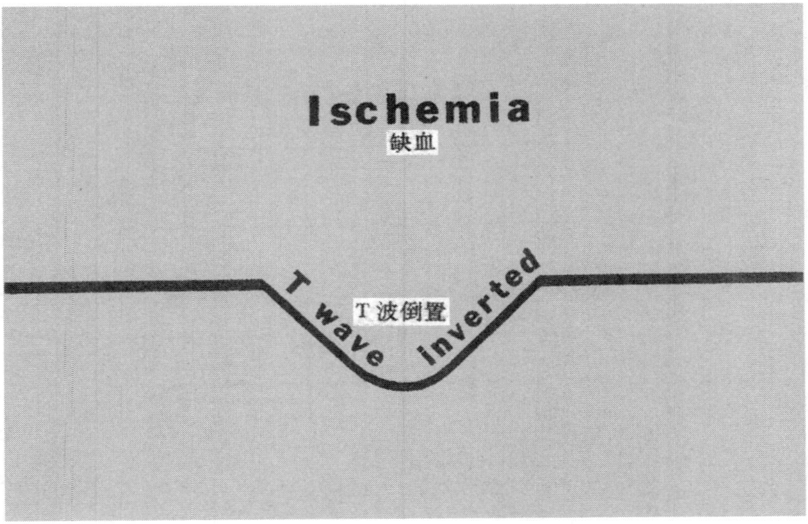

局部缺血(血液供应减少)以出现倒置的 T 波为特征。

局部缺血是指与正常相比,冠状动脉的________供应减少。

(血液)

T 波________是局部缺血的特征,也可能出现从平坦或轻微降低到深度倒置的改变。

(倒置)

在不存在心肌梗塞的情况下________波倒置可以表明局部缺血,在那里可能存在着对心脏供血的减少,而未引起梗塞。

(T)

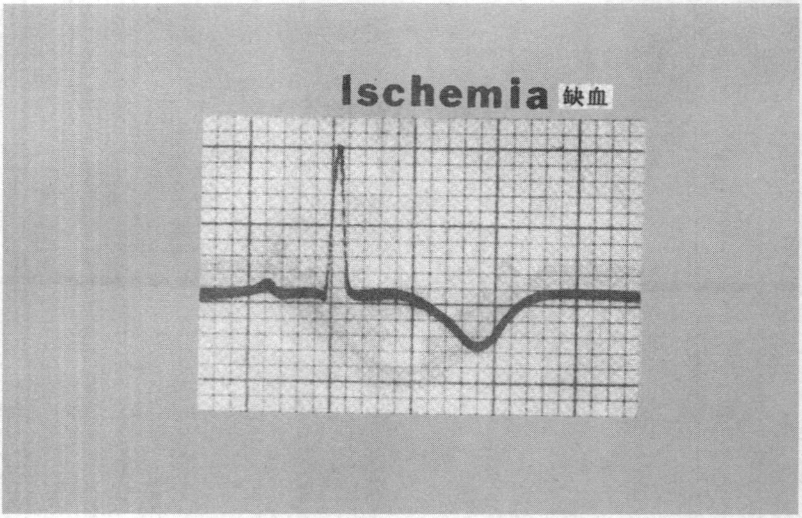

典型的缺血 T 波表现为对称性地倒置。

说明：对每份心电图，你都应该常规检查 T 波是否倒置，因为胸导联离心室最近，T 波的改变在这些导联最明显，通常侧重观察 V_1—V_6，检查其 T 波倒置情况，以便确定是否存在冠脉供血不全。

缺血的 T 波应倒置且________。

（对称）

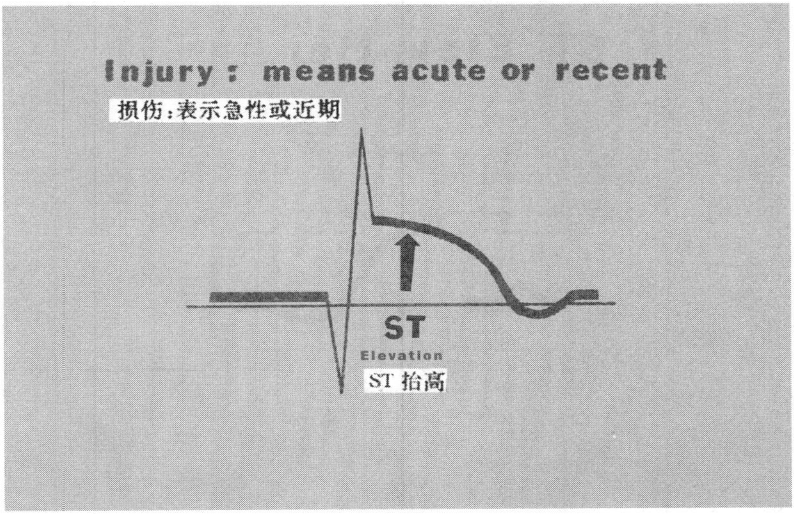

损伤是梗塞的急性阶段,ST 段抬高便意味着“损伤”。

ST 段就是 QRS 波与________波之间的基线部分。

(T)

________段的抬高就意味着损伤,ST 段可以仅轻微抬高或抬高到基线 10mm 以上。

(ST)

ST 段的________为我们提供了梗塞处在急性期的证据。

(抬高)

ST Elevation ST 抬高

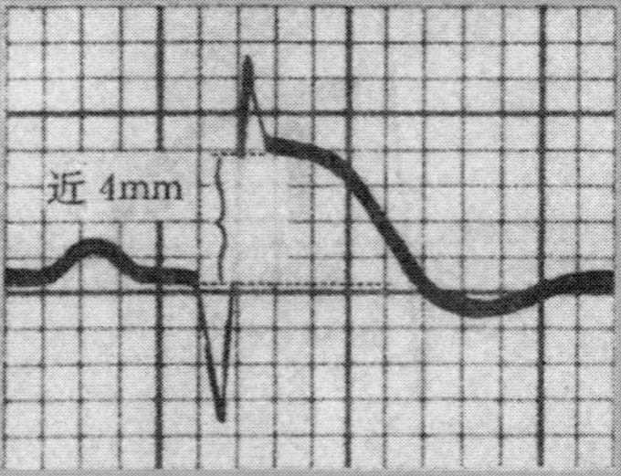

如果存在 ST 段抬高，这就意味着新近梗塞(急性期)。

说明：如果你已做出了梗塞的诊断，重要的是要弄清楚梗塞是否刚发生并需要及时的治疗，或是数年以上的陈旧梗塞。

患急性心肌梗塞时，首先 ST ________ 抬高到基线以上，然后再降回到基线水平。

(段)

说明：急性心包炎 ST 段也可抬高，然而 T 波通常也抬高到基线之上。

说明：室壁瘤(心室壁膨出一个包)也引起 ST 段抬高，但这种 ST 段始终不回到基线上。

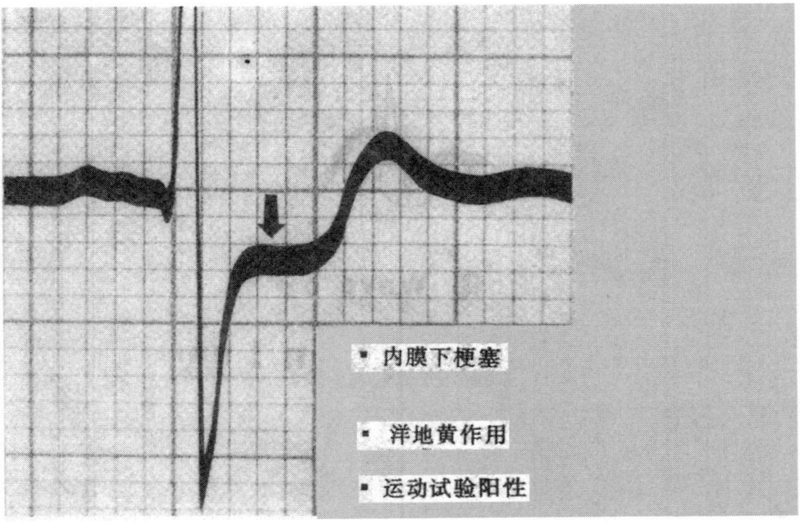

在某些情况下,ST 段也可降低。

洋地黄可以引起 ST 段的________。

（降低）

当检查一位可疑冠脉缺血的患者时,根据运动后________段的降低就可做出确切的诊断。

（ST）

急性________心肌梗塞即没有累及左室壁全层的梗塞也会出现 ST 段的降低。

（内膜下）

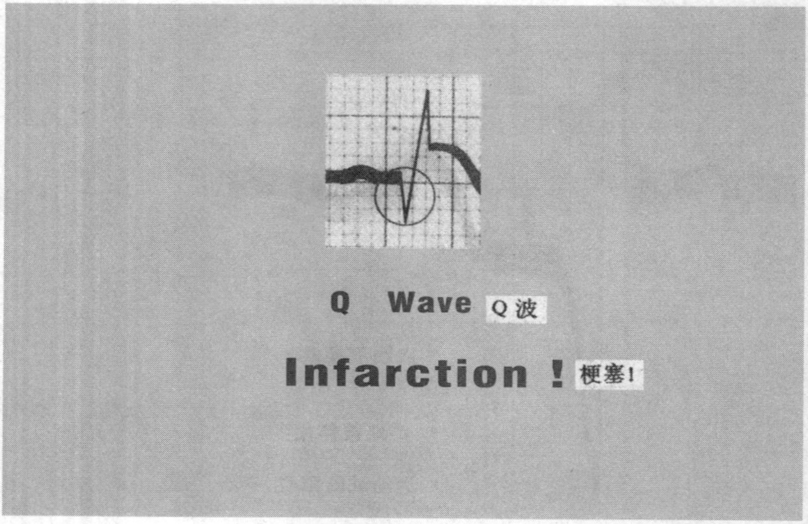

Q 波可做出梗塞的诊断。

心肌梗塞的诊断通常是通过病理性________的出现而做出的。

（Q 波）

说明：Q 波是在 QRS 综合波中第一个出现的负向波，如果在 QRS 波的负向波之前出现一甚至很细尖的正向波，那么我们就必须将该负向波称为 S 波（向上的正向波便是 R 波）。

描记正常人的心电图，绝大多数导联________Q 波。

（不存在）

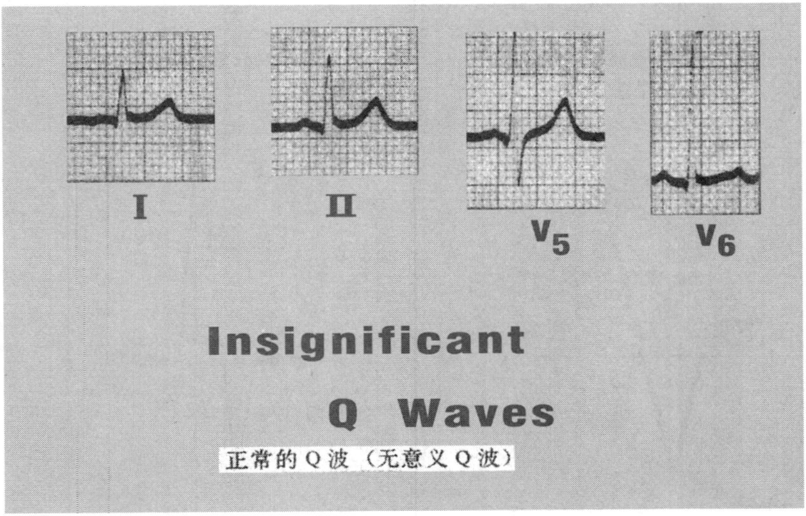

正常的Q波（无意义Q波）

细、尖Q波可存在于某些正常导联。

很小的Q波也可存在于某些________导联。

（正常）

当很小的Q波出现时，我们称其为________Q波，因为它们不能说明心肌梗塞的存在。

（无意义）

导联Ⅰ、Ⅱ、V_5和V_6都会有正常的________波。

（Q）

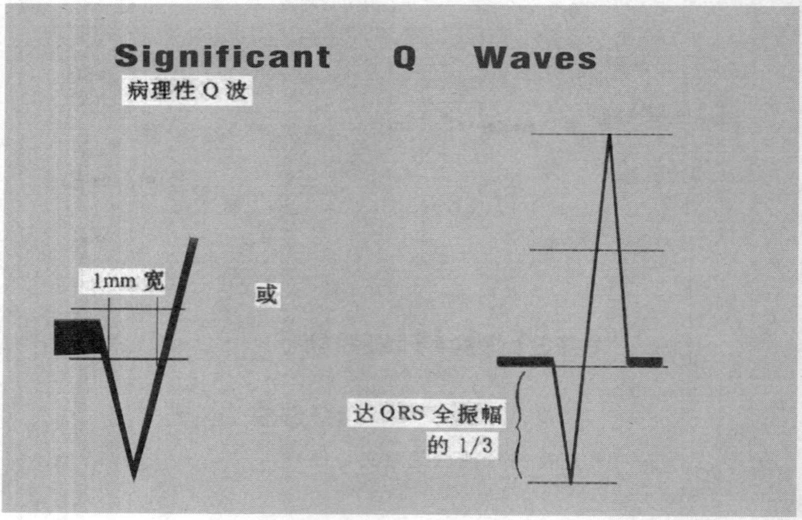

病理性Q波是占一小方格宽度(0.04秒)或其深度达QRS综合波的1/3。

病理性的________波,显示了心肌梗塞的存在。

(Q)

一个病理性的Q波,通常是一个小方格宽(即1mm),时间等于________秒。

(0.04秒)

另外,当Q波达到整个的________综合波的大小(高度+深度)的1/3则有助于确定病理性Q波

(QRS)

说明:上述标准中的任何一条,都可做出病理性Q波的诊断。

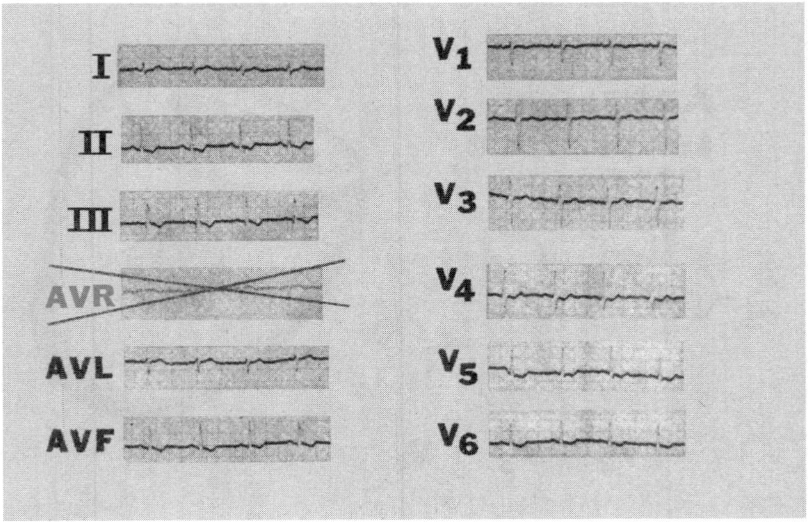

当你阅读心电图时，需注意在哪个导联可发现病理性的 Q 波（除外 AVR 导）。

为了检查心肌梗塞，应审阅所有存在________Q 波的导联。

（病理性）

说明：除外 AVR 导联，因为这个导联所处的方位，决定了其 Q 波的大小、宽度并不可靠。仔细检查就会发现导联 AVR 很像是倒置的导联Ⅱ，于是在 AVR 导联所见到的大 Q 波，非常像导联ⅡR 波的倒置。如果你不了解 AVR 导联中 Q 波背后的道理，则在心肌梗塞的诊断上就不要将它做为证据。

当你审阅心电图时，应该准确地记录在哪个________发现了病理性 Q 波。

（导联）

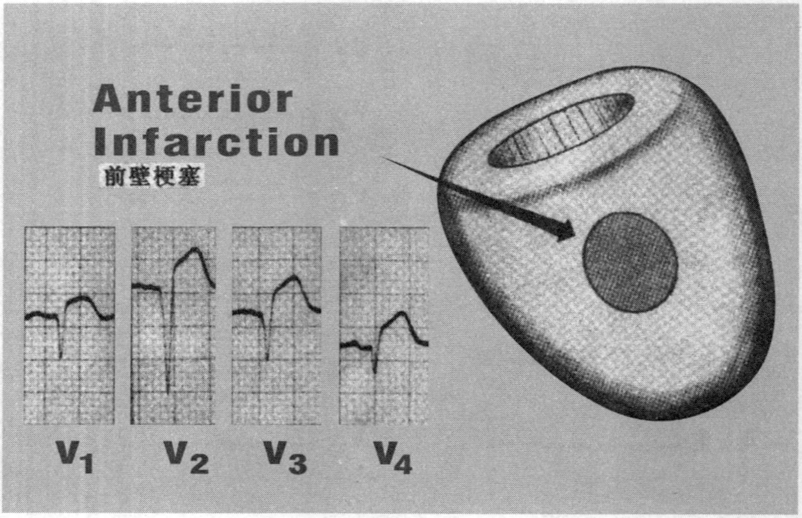

V_1、V_2、V_3、V_4 出现病理性 Q 波，则表示前壁梗塞，这是急性的吗？

V_1、V_2、V_3 或 V_4 导联出现病理性 Q 波，就显示在________室前壁出现梗塞。 (左)

说明：左室前壁包括室间隔，某些心脏病专家讲当 Q 波在 V_1、V_2 导出现时，此时的梗塞就包括室间隔，因此，经常称其为"间隔"梗塞。实际上，胸导联出现病理性 Q 波就意味着前壁梗塞(V_1 和 V_6 中正常存在的细小 Q 波不属于病理性 Q 波)。

任何前壁梗塞，都可在某些胸导或某一胸导出现病理性________波，这些胸导主要是位于左室前面的导联。这是记忆怎样诊断前壁梗塞的好方法。

(Q)

说明：因为 ST 段抬高，这是急性前壁心肌梗塞。

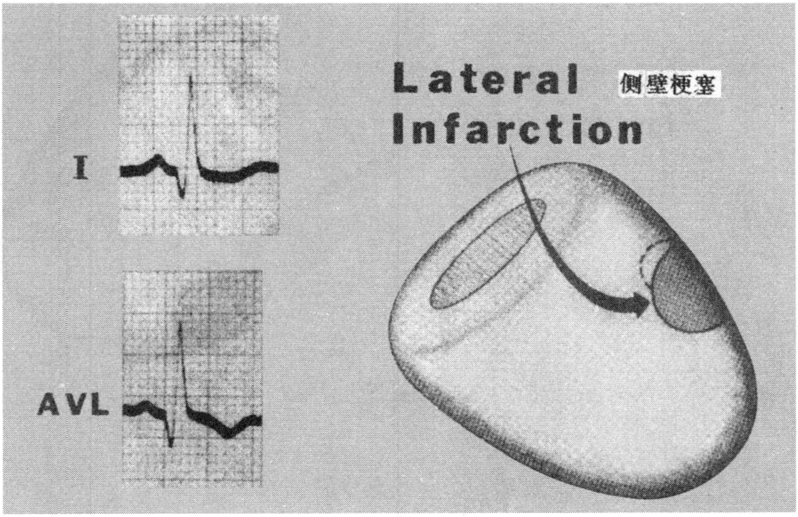

如果导联Ⅰ和AVL出现病理性Q波,这就是侧壁梗塞。

侧壁梗塞就是累及到患者的________心室最近于左侧的梗塞。

(左)

在发生侧壁梗塞时,则会导致在导联Ⅰ和AVL中出现________。上图为陈旧性侧壁梗塞。

(Q波)

说明:侧壁心肌梗塞可缩写成L.I.。合理的记法是将导联AVL的"L"与"Lateral"(侧面)相对应;将导联Ⅰ的"Ⅰ"与"Infarction"(梗塞)相对应。(i的大写字母I正是罗马数字的Ⅰ—导联Ⅰ)。它是记忆表示侧壁心肌梗塞导联的一种简便方法

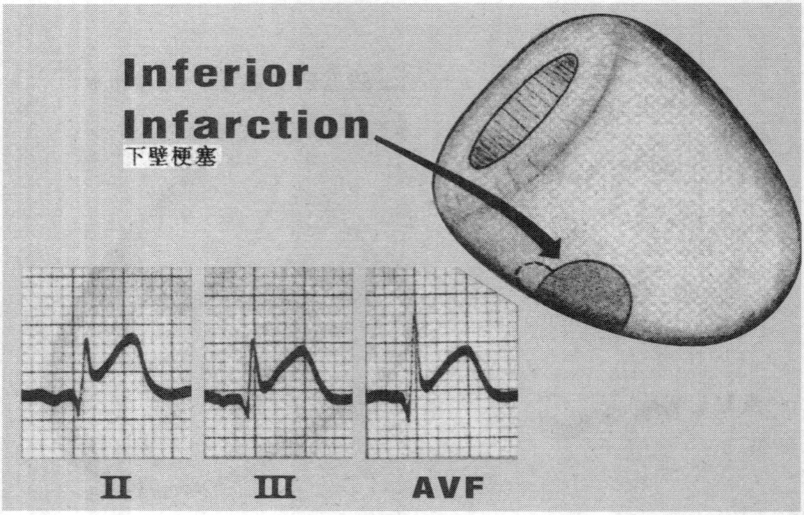

下壁(膈面)梗塞,是在Ⅱ、Ⅲ、AVF导联呈病理性Q波。

心脏的下壁位于膈肌之上,膈面梗塞就是指左________下壁的梗塞。

(心室)

________梗塞,可通过Ⅱ、Ⅲ、AVF导联呈现病理性Q波来确认。

(下壁)

说明:急性下壁心肌梗塞可通过Ⅱ、Ⅲ和AVF导出现病理性Q波及在这些导联ST段抬高做出诊断,上图是急性梗塞吗?

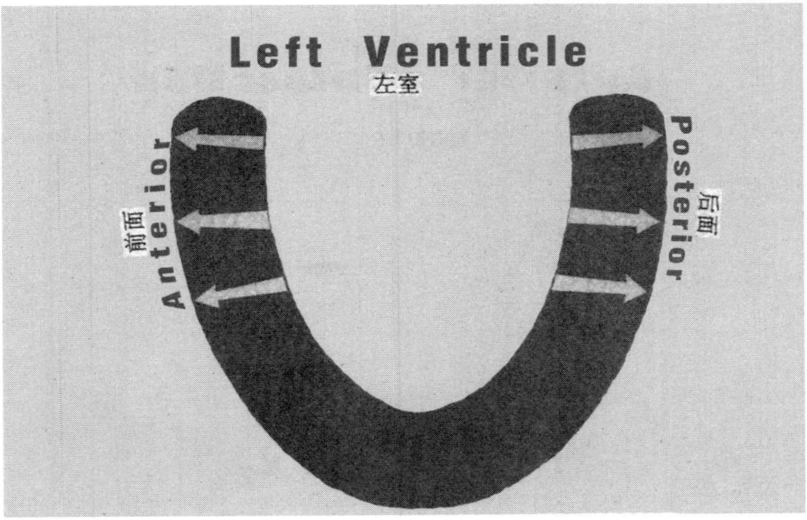

注意左室前壁和后壁的电活动呈相反方向

左室前壁的除极始于左室前壁的________。

（内膜）

________室后壁的除极是自左室后壁内膜，通过较厚的心室壁而到左室外膜。

（左）

代表左室前壁和后壁的除极向量指向________方向。

（相反）

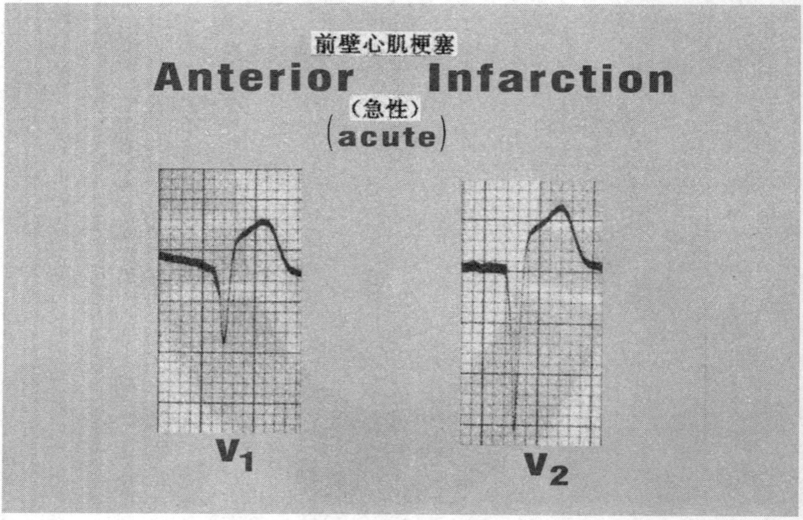

患急性前壁心肌梗塞者，如果我们见到病理性 Q 波和 ST 段的抬高（在 V_1 和 V_2），而后壁梗塞则出现相反的改变。

一位急性心肌梗塞的患者在胸导联产生病理性 Q 波，而在相同的导联也会伴有 ST 段________。

（抬高）

正确地评估 V_1 和 V_2 导呈现的病理性 Q 波和 ST 段抬高，将是确定急性________心肌梗塞的关键。

（前壁）

说明：左室急性后壁心肌梗塞与急性前壁心肌梗塞的图形呈相反的改变。因为左室前壁和后壁的除极方向是相反的。

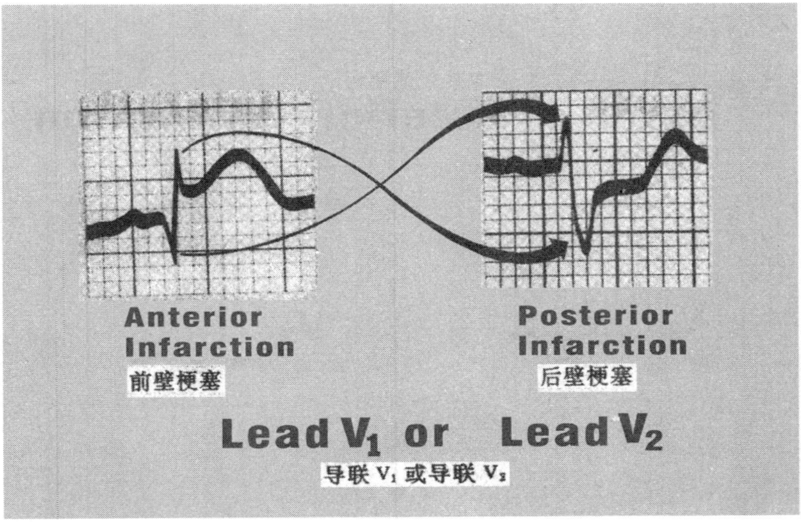

急性后壁心肌梗塞患者，在 V_1 和 V_2 导联出现大 R 波（与其相对应的为 Q 波）。

说明：例如在导联 V_1 将 Q 波颠倒过来则成了 R 波（通常 V_1 的 R 波很细小）。

在________后壁心肌梗塞的病理性 Q 波将引起在 V_1 导联出现大 R 波（正向偏转波）。

（心室）

当你在 V_1 或 V_2 导见到一个大________波应怀疑后壁心肌梗塞，即使是右室肥厚也可产生大 R 波。

（R）

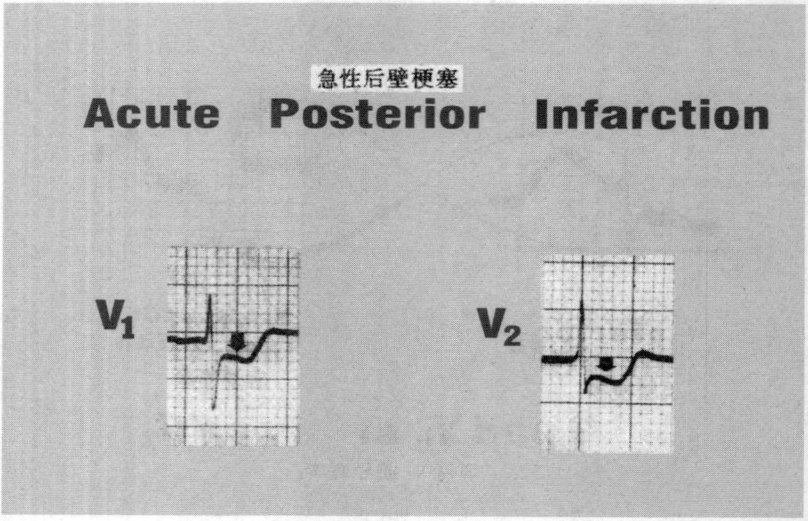

急性后壁梗塞在 V_1 或 V_2 导也将出现 ST 段下降(通常对应性改变是抬高)。

急性前壁梗塞在胸导联将会出现 Q 波及 ST 段________。

(抬高)

说明:由于左室后壁的除极方向与前壁相反,所以急性后壁梗塞将引起 V_1 或 V_2 导联的 ST 段下降。

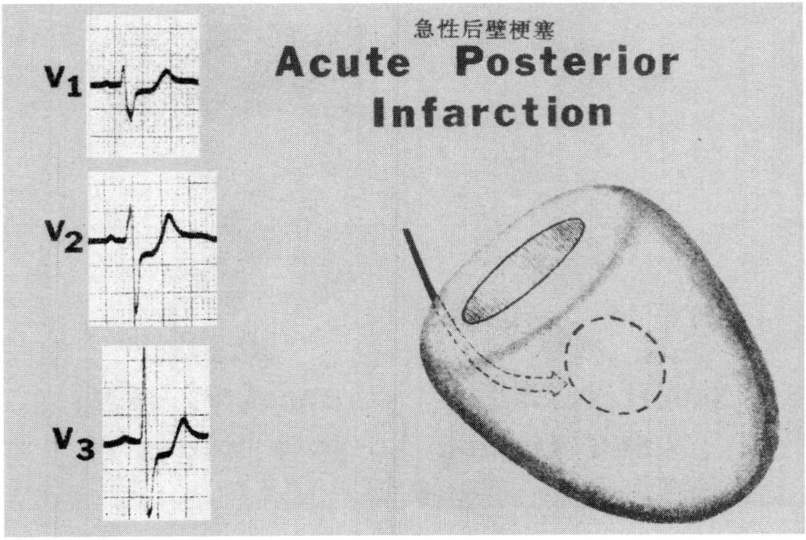

简单地讲，急性后壁心肌梗塞以 V_1，V_2 或 V_3 出现大 R 波及 ST 段下降为特征。

说明：在胸导联若总出现可疑的 ST 段下降，它可能表明的是后壁梗塞（如果你回忆不起关于 ST 段下降的有关原因，可翻阅 213 页）；应慎重做出前壁心内膜下心肌梗塞的诊断（由于胸导联 ST 段下降），因为这可能是急性后壁心肌梗塞的表现。因蔓延偶而在 V_6 导联也可产生病理性 Q 波。

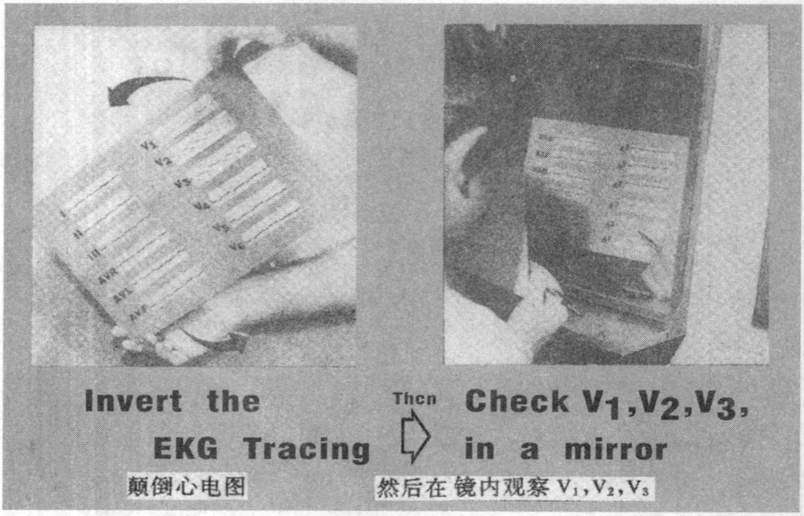

如果怀疑急性后壁心肌梗塞(V_1 或 V_2 出现大 R 波及 ST 段下降)可试做"镜像"试验。

说明:如果 V_1 或 V_2 出现高大的 R 波和 ST 段下降,怀疑后壁梗塞时,则可做"镜像"试验。

首先将心电图翻转,然后观看镜内的 V_1 和 V_2,你将会看到急性心肌梗塞的标准指征即大 Q 波和 ST 段抬高。如果你能避免在镜中看到你自己,则操作很容易完成,可翻回前页试试看。

这个试验包括两种操作,首先是将心电图倒立,然后在________内观看已倒立的 V_1 和 V_2。

(镜)

始终观察 V_1 和 V_2

1. ST 抬高＋Q 波(前壁梗塞)

2. ST 下降＋大 R 波(后壁梗塞)

虽然后壁梗塞很严重,但也容易被忽略。

当你常规地阅读心电图时,要特别注意导联 V_1 和________,并寻找有否梗塞指征。

(V_2)

说明:导联 V_1 和 V_2 的 ST 改变,总是有意义并是重要的,其改变包括降低和抬高。

检查导联 V_1 和 V_2 的 Q 波,同时还要注意________的高度。

(R)

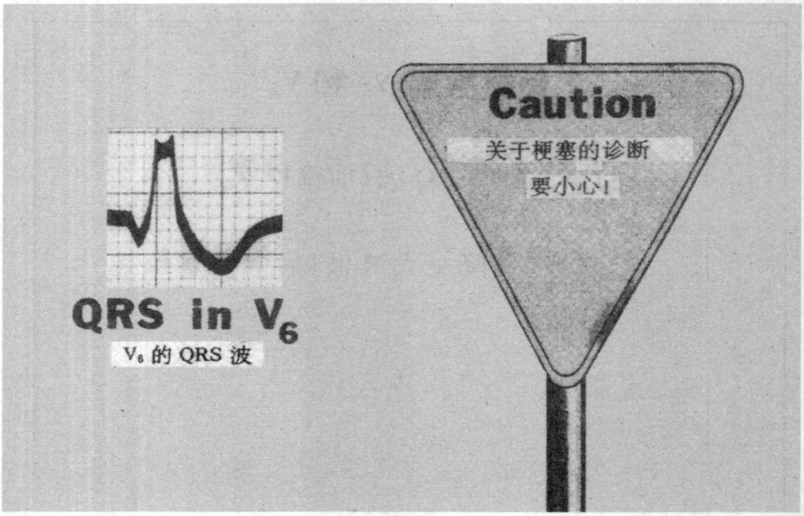

存在左束支阻滞的情况下用心电图诊断心肌梗塞一般是不准确的。

左束支阻滞时，左室(是梗塞的唯一腔室)除极晚于________心室。

(右)

于是任何起自左室的 Q 波在 QRS ________的起始部就不能表现出来(在左束支阻滞时)而可落在 QRS 综合波中的某处。因此，在这种病例辨认病理性 Q 波是不可能的。

(综合波)

说明：一种特殊的情况可能存在，左右心室共同分享室间隔，于是间隔区梗塞也由首先除极的右室分享。这样在左束支阻滞时其宽的 QRS 起始部产生 Q 波。因此，在左束支阻滞的情况下，胸导联中的 Q 波可能怀疑(但不确切)间隔梗塞。

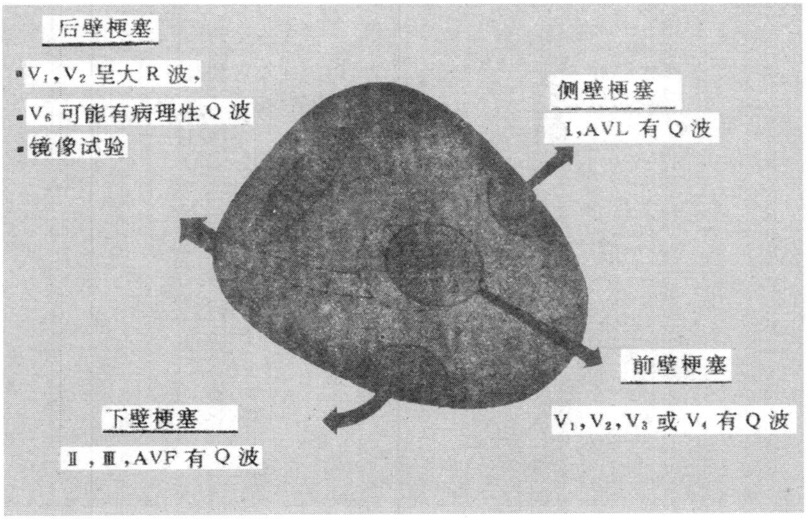

确定梗塞部位是重要的。因为预后取决于梗塞部位。

在左心室通常有________部位常发生梗塞。

（4 个）

说明：在左室可能有一个以上部位发生梗塞，可表现为一个部位是陈旧梗塞，另一部位为新近发生，后者可从相应导联的ST段抬高来确定梗塞部位。

在存在______束支阻滞时诊断心肌梗塞应小心。

（左）

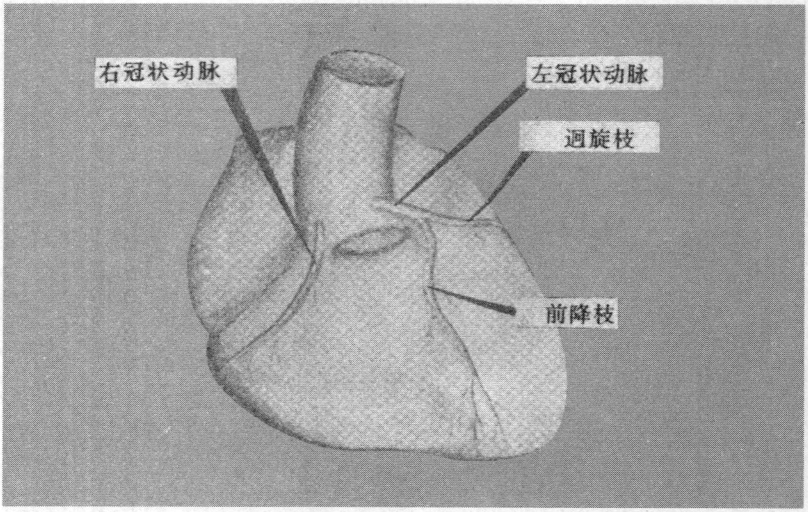

确定梗塞部位是一种常规，用点有关心脏冠脉供血的解剖知识，我们就能做出更精确的诊断。

有________支冠状动脉携带着氧和后的血供给心脏。

（两）

左冠状动脉有两个主要分支，它们是回旋支和前________枝。

（降）

________冠状动脉环绕右室。

（右）

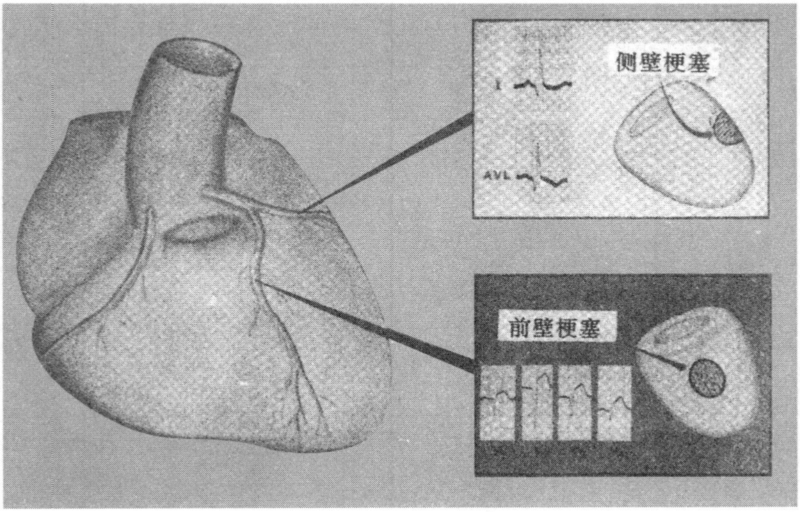

侧壁梗塞是由左冠状动脉的回旋支阻塞所造成，前壁梗塞是由左冠状动脉的前降支阻塞所造成。

左冠状动脉的回旋支供给左室________部的血液。

（侧）

左冠状动脉的前降支供给左室________部的血液。

（前）

冠状动脉的回旋支和前降支是________冠状动脉两个主要的分支。

（左）

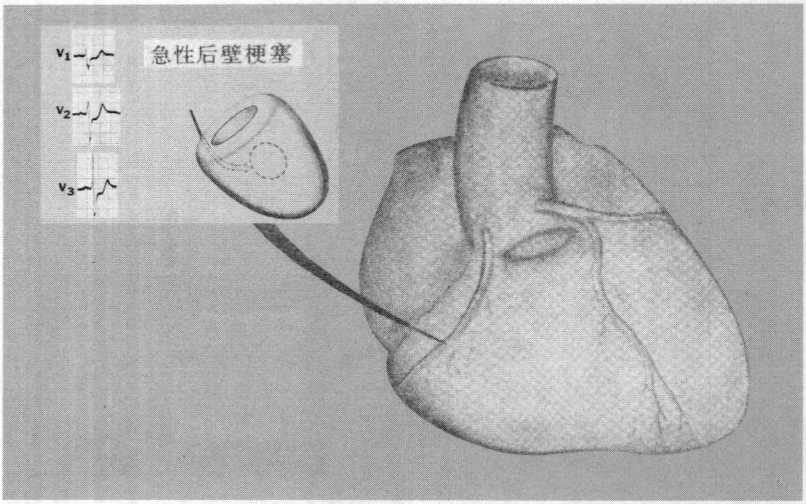

正后壁心肌梗塞通常是由于右冠状动脉或其一个分支阻塞所造成。

________冠状动脉绕到右室后面，供应左室后壁的血液。

（右）

后壁心肌梗塞是由于右________动脉分支的阻塞所引起。

（冠状）

说明：长期以来认为右冠状动脉对心脏的血液供应仅起次要作用，近代冠状血管显影技术表明，右冠状动脉也为窦房结，房室结和希氏束提供血液供应。因此，急性后壁心肌梗塞时经常伴有危险的心律失常是不奇怪的，有经验的高明心脏病专家总是害怕并很重视后壁心肌梗塞。

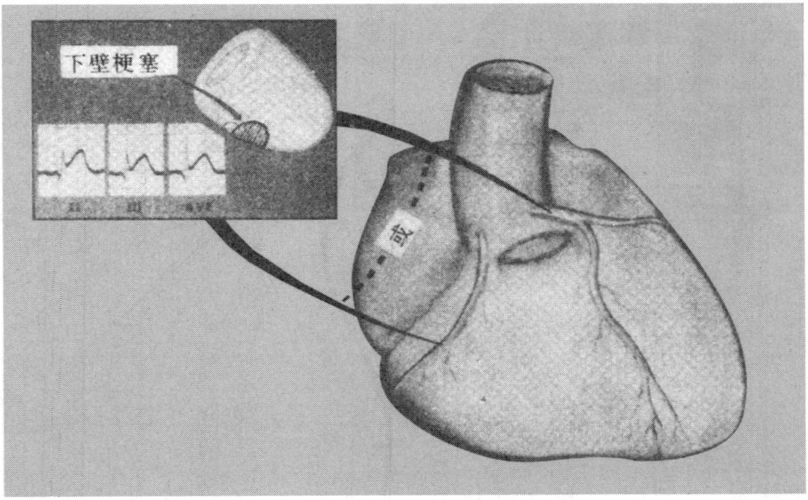

左室基底部是从右或左冠状动脉的分支获得血液供应，取决于那个动脉占优势。

下壁（或膈面）梗塞是由于右或左冠状动脉的分支________所引起的。

（阻塞）

因此，下壁________的诊断不能鉴别出哪支动脉被阻塞，除非你有先前的冠状血管造影照片（一种 x 射线所描绘的冠状动脉图），表明了哪支动脉供血给心脏的下壁。（个别患者才这样做）。

（梗塞）

说明"当显示出是哪支动脉对患者的左室基底部提供大部分血液时，放射学家们才能鉴别出是左或右冠脉"优势"。如果一患者冠状血管造影显示他的左冠状动脉供给左室基底部大部分血液，这就是左冠状动脉"优势"。

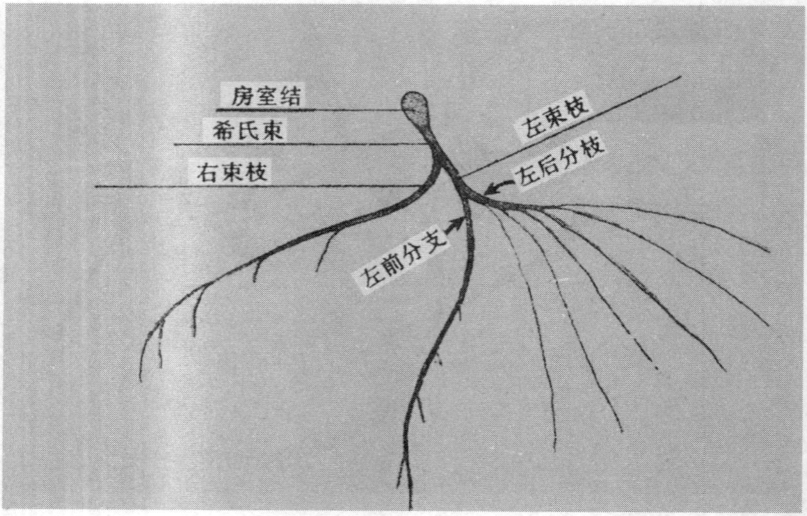

分支阻滞所以在这章(梗塞)中提出,是由于患有梗塞时,常伴有分支阻滞,而且是由于对束支传导系统供血减少的结果。

说明:在深入讲述以前,请阅读 245 页的第一个注释。

分支阻滞是________束支的前或后分支阻滞。

(左)

分支阻滞一般(但不总是)是由于对左束支的前或________分支的供血减少的结果。

(后)

说明:无论在临床上还是心电图上,对右束支阻滞都不存在争议。

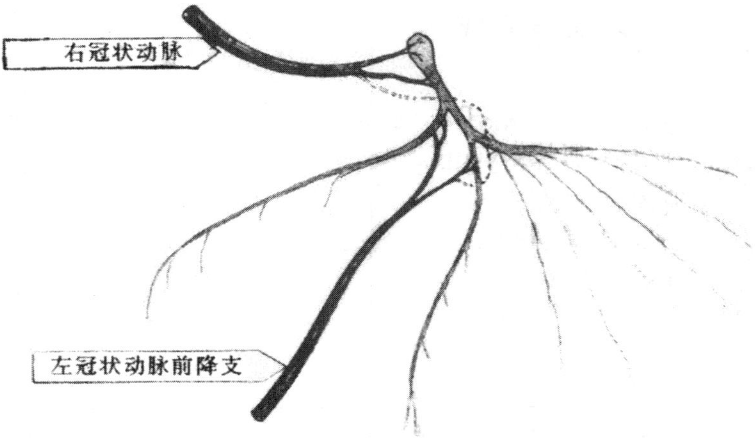

为理解分支阻滞，首先必须了解对心室束支传导系统的血液供应(见 232 页注释)。

右冠状动脉通常对房室结和希氏束提供血液供应，同时有一易变异的分支供给左________支的后分支。

(束)

左冠状动脉也有一易变异的分支提供________给左后分支。

(血液)

左冠状动脉前降支的完全阻塞，可引起完全性右束支________，也可引起左前分支阻滞。

(阻滞)

说明：了解分支阻滞的关键是牢记由于不同部位的血管阻塞，而引起不同部位的梗塞，同时也引起束支传导系统的各种阻滞，也就是单束支阻滞，单分支阻滞，或者是它们的各种结合。

左前分支阻滞

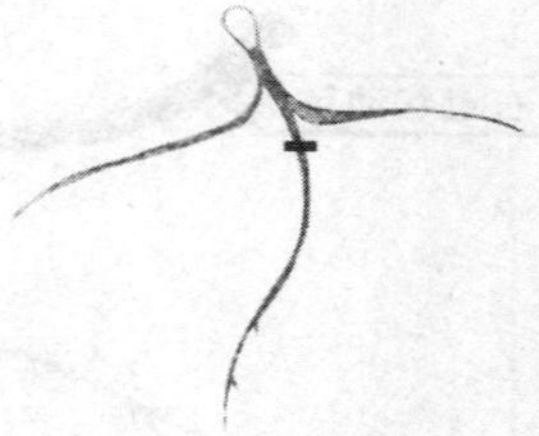

- 电轴左偏(L. A. D)-通常伴有心肌梗塞(或其他心脏疾病)
- QRS-轻微增宽(0. 10"～0. 12")
- Q_1S_3

左前分支阻滞是由于左束支的前分支阻滞。在诊断上使用下述标准。

左室前部，侧部和上部传导的轻度延迟就引起较晚的，无对抗的向左上的除极，从而造成________左偏。

（电轴）

单纯性左前分支阻滞其 QRS 仅增宽到 0. 10～0. 12 秒，但当伴有其它的________支阻滞时便使 QRS 增宽的更多。

（束）

左前分支阻滞，通常可见到在导联 Ⅰ 出现 Q 皮和在导联 Ⅲ 出现宽和深的________波。

（S）

说明：在做左前分支阻滞诊断时，事先必须进行一些检查。必须排除先前已存在的产生电轴左偏的其他原因。例如：心室肥厚，横位心，或下壁梗塞。

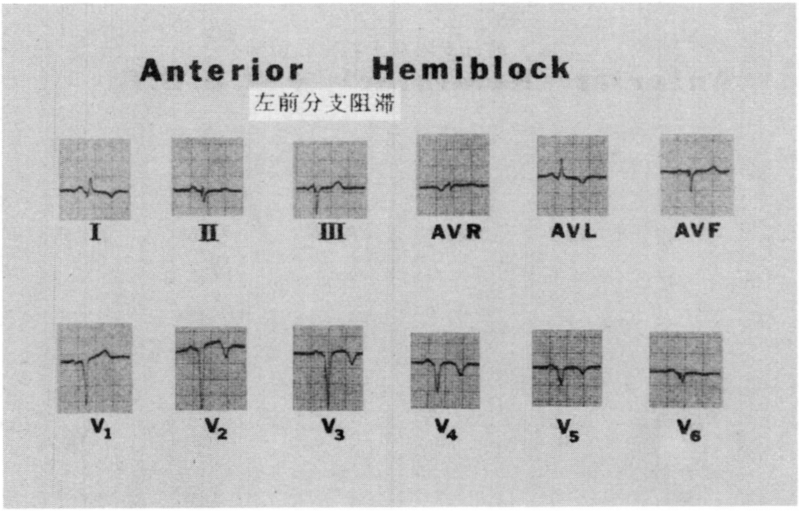

前壁梗塞的患者大约有一半会出现左前分支阻滞。

左前分支阻滞是指由于左束支前分支阻滞而导致左________一些部位(前侧和上部)除极延缓并产生电轴左偏。

(室)

前壁________能引起左前分支阻滞(这样容易记)。

(梗塞)

QRS 向量左偏－60°达 10 年之久的患者,从心电图来诊断左前________有一定困难。

(分支阻滞)

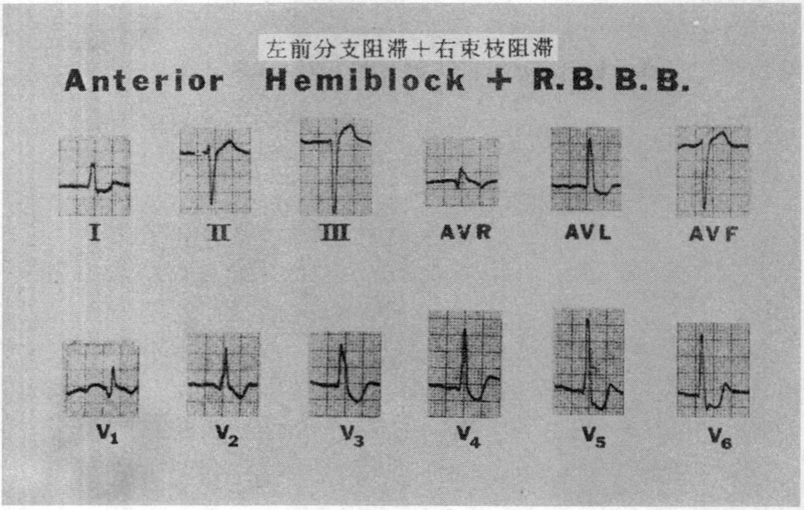

一位左室前壁梗塞的患者(由于左冠状动脉前降支梗塞)可能会引起左前分支阻滞(和右束支阻滞)。

说明:不可忽略左冠状动脉前降支也为右束支提供血液供应。因此,前壁梗塞有可能合并右束支阻滞,这取决于阻塞的程度。

一位患者早先 QRS 电轴正常,前壁心肌梗塞后,出现 QRS 电轴－40°,他可能存在左前__________

(分支阻滞)

一位患有下壁梗塞的患者,发生了电轴左偏。当心!下壁梗塞也可引起电轴左偏,因此对__________分支阻滞就不必做早期怀疑。

(左前)

左后分支阻滞

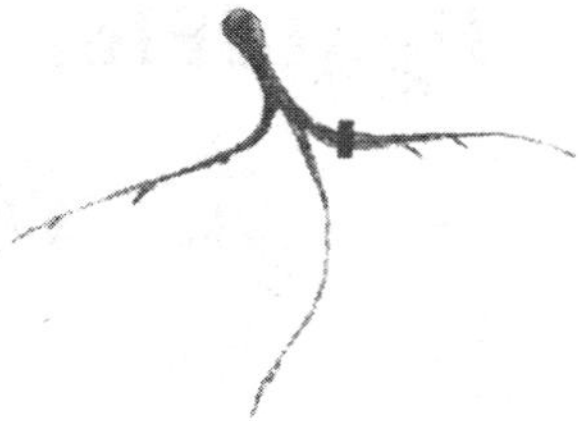

- 电轴右偏(R. A. D)-通常患有心肌梗塞(或其他心脏病)
- QRS 正常或轻度增宽
- S_1Q_3

单纯孤立的左后分支阻滞是少见的，因为左后分支短，粗而且一般有双重血液供应。

下壁心肌梗塞可能影响________后分支的血液供应。

（左束支）

当怀疑________分支阻滞时，就应在导联Ⅰ寻找深 S 和导联Ⅲ寻找较宽的 Q 波即所谓 S_1Q_3。

（左后）

左后分支阻滞导致电轴________偏，是由于延迟的且无对抗的除极指向右。

（右）

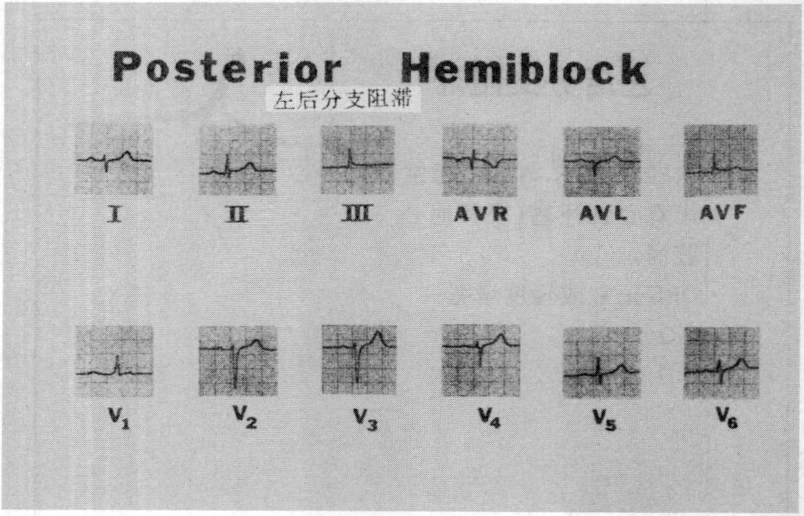

左后分支阻滞要经常予以重视，要仔细检查所有的下壁梗塞，以便排除左后分支阻滞的存在。

无论是近期或陈旧侧壁心肌梗塞，都可产生电轴右＿＿＿＿，此种情况能同左后分支阻滞相混淆，在存在侧壁心肌梗塞的情况下，应避免在心电图上做出左后分支阻滞的诊断。

（偏）

要排除由于身体瘦小，右室肥大，肺部疾患等所致的早先存在的电轴＿＿＿＿偏，才能做出左后分支阻滞的肯定诊断。

（右）

左后＿＿＿＿是严重的，当其伴有右束支阻滞时，则是危险的，因为发展下去会导致房室阻滞。

（分支阻滞）

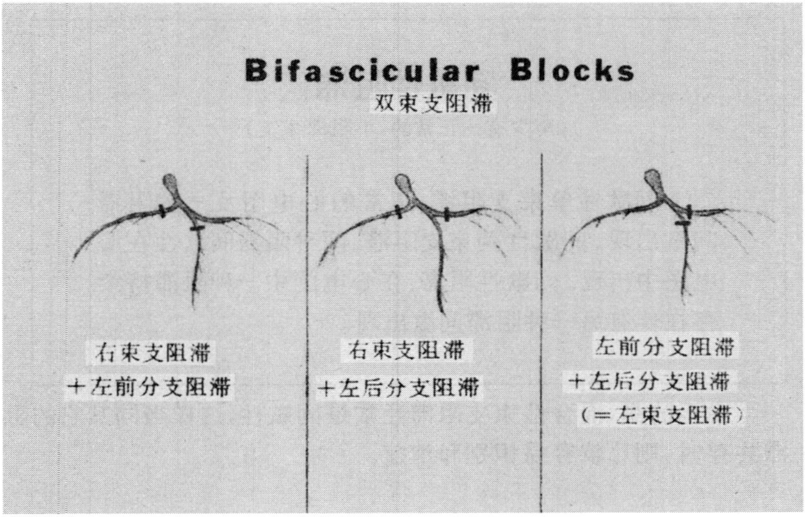

心室传导系统的某一分支便为束

说明“多年来，“束”、“支”是指右束支或左束支，当涉及混合性阻滞时（例如分支阻滞＋束支阻滞）我们就用了双束支阻滞这个词，其意思就是一个束支阻滞再加上一个分支阻滞。

说明“双束支阻滞就是指两束支被阻滞。因为左前分支加上左后分支阻滞一般难于同完全性左束支阻滞相鉴别，故双束支阻滞一般指右束支阻滞加上左前分支或左后分支阻滞而言。

间歇性阻滞

（至少有一正常的，不阻滞束支）

间歇性单束支阻滞：正常的心电图及一种阻滞间歇出现。间歇性两束支阻滞：两种阻滞间歇性在心电图中出现。间歇性阻滞：在心电图中一种阻滞持续存在伴有另一种阻滞间歇出现。

幸运的是，混合性束支阻滞经常是间歇性，这样当同其它的阻滞共存时，则比较容易识别和治疗。

患有一种或几种束支阻滞的患者，可由于一束支间歇性产生阻滞，而出现间歇性________。

（束支阻滞）

一个病人可有一种永久性束支阻滞和一种或几种其它________的间歇性阻滞。

（束支）

在同一患者，间歇性阻滞可同时存在于一个以上的束支，会在________上出现间歇性表现（QRS 电轴变动）。

（心电图）

说明：像一接触不良的灯泡，时亮时灭，当它突然不亮时，束支便可出现间歇性阻滞。然而，又不像接触不良，间歇性阻滞则经常预示着即将出现永久性束支阻滞。当其它束支已存在永久性阻滞时，间歇性阻滞则警告临床医生需要按置起搏器（见下页），这就是为什么在这页的开头首先提出“幸运”之词。

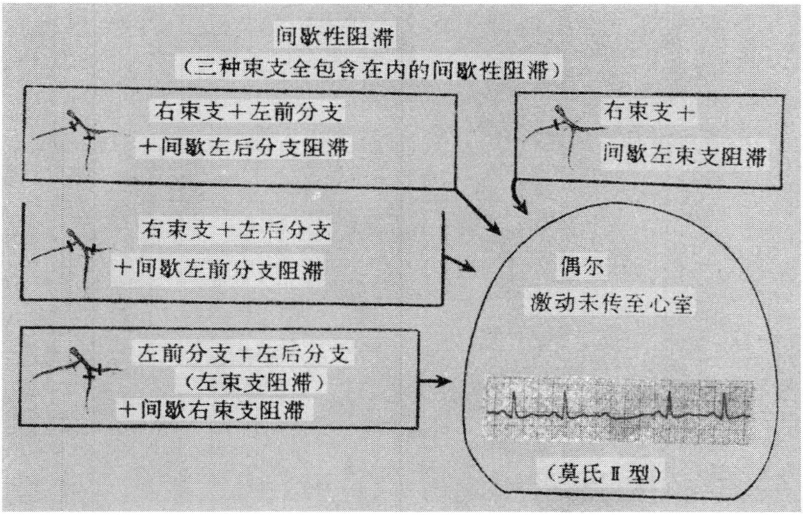

心室除极存在着三种途径，在间歇性阻滞时至少必有一束支间歇性地维持心室的激动传导。

仅仅当有一个或几个束支的________是间歇时，才能做出三支阻滞的诊断。

（阻滞）

相似的是，仅当一个或两个束支的阻滞是间歇性时，才能做出双侧（左和右）________阻滞的诊断。

（束支）

完全性永久性三束支阻滞或双侧束支阻滞同完全性Ⅲ°房室________难于区分。

（阻滞）

说明：如果除了一个束支为间歇性阻滞外，其它所有的束支均为永久性阻滞，则可记录到莫氏Ⅱ型（Mobitz Ⅱ）房室传导阻滞（即偶而不向心室传导）。莫氏Ⅱ型的出现对决定安置起搏器起很重要的作用。

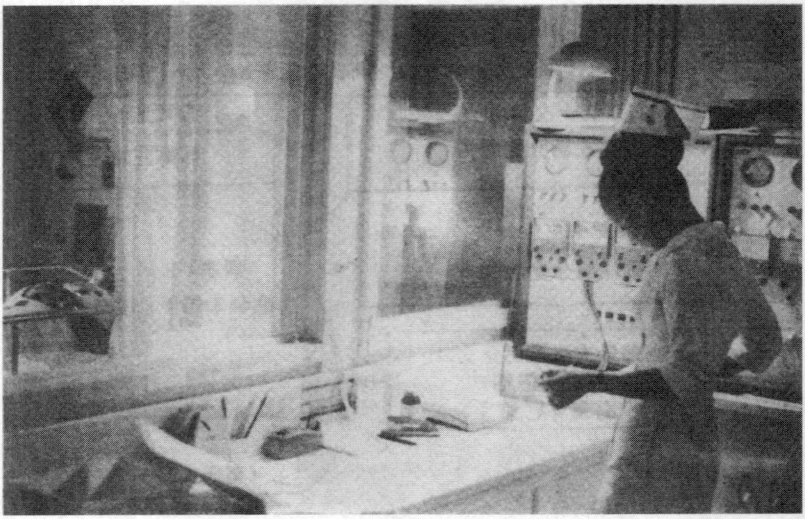

在许多医院，将患有急性心肌梗塞的病人放在冠心病专护病房，并进行连续监护，某些医院将所有的可疑心肌梗塞病人也都收住进这种病房。

说明“正因心律失常的治疗方法随着时间的推移在变更，所以涉及房室传导阻滞，束支阻滞，分支阻滞及间歇性阻滞等安置人工起搏器的指征也一直在变动。故应及时了解现代医学文献上有关问题的进展。

关于________不同部位梗塞的预后问题有很大争论，所以我们每个人都应认真阅读有关文献以做出自己的决定。

（左室）

说明：心肌梗塞可能会在左室中扩展到更大范围，很明显，急性心肌梗塞的扩展会给机体带来比原梗塞更多的不利。

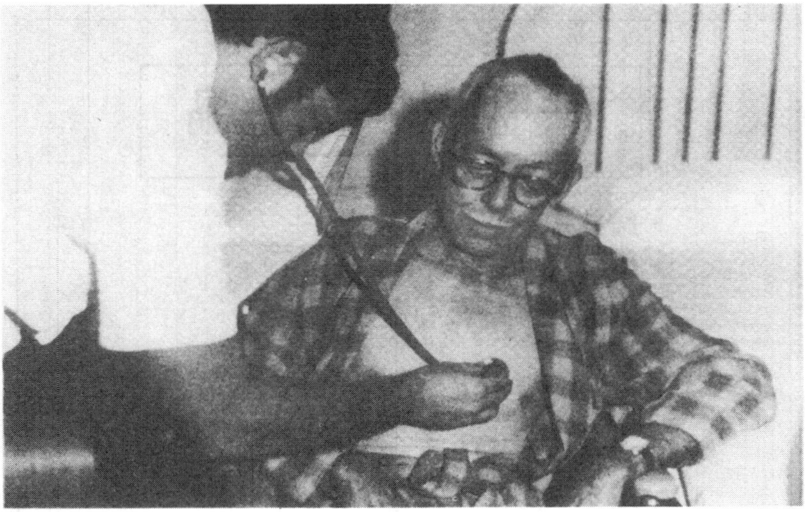

记住:临床诊断及病史仍是诊断急性心肌梗塞的重要依据。

心电图在心肌________的诊断上可称是独特的助手,它能提供其它任何方法所不能提供的特有资料。

（梗塞）

收集和估价详尽的________是任何检查都不能替代的。

（病史）

实验室检查对我们分析病人的状态提供了许多方法,但是仔细地分析________仍是基本手段。

（心电图）

说明:心电图是一种很有价值的诊断方法,当新图与患者过去老图对比的时候,它的诊断价值就更大,为了对比,就要努力得到患者过去的心电图,因为心电图同 x一线诊断一样,在我们确定这种病变是近期的还是陈旧的是很有价值的。

说明:复习梗塞可翻阅 272～273 页笔记卡片。

其它因素对心电图的影响

- 肺部疾患
- 电解质
- 人工起搏器及心室劳损
- 药物

上述影响可引起心电图的改变，在某些情况下仅为一般改变，不具有诊断意义。

说明：通过心电图上特征性表现可辨认相应的影响。就本节提到的大多数情况来说，这些心电图上的特征仅仅使人们怀疑是某些病理变化、药物和电解质的影响，应做进一步的诊断性试验以明确这种怀疑。完全根据下述心电图表现而做出诊断者并不多见。

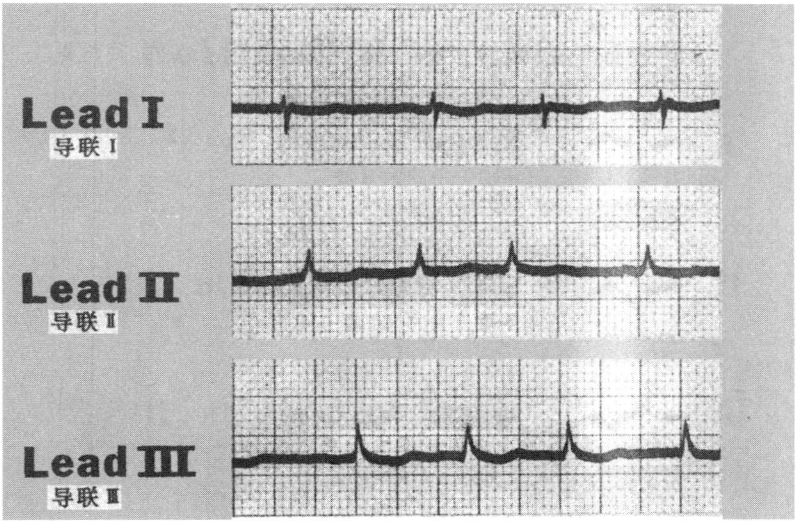

肺气肿常常会在所有的导联上表现为低电压且常有电轴右偏。

严重的________常在所有的导联上出现 QRS 波群的低振幅。原因是这种肺部疾病减弱了所有波的电压。

（肺气肿）

由于肺气肿时右室将抗阻力工作，可能会引起电轴向________偏移。

（右）

电轴右偏常因右室肥厚。确定电轴右偏很简单，即导联 I ________波群的主波向下。

（QRS）

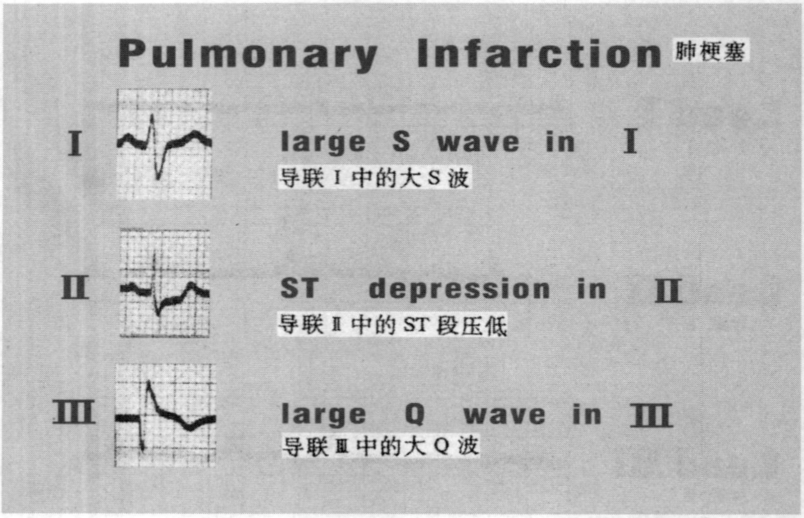

肺梗塞时，可于导联Ⅰ中见到深S波，导联Ⅲ中见到深Q波，导联Ⅱ中常有ST段压低。

S_1Q_3 综合征是肺梗塞引起的急性肺心病的特征。由于导联Ⅰ中出生现深S波，导联Ⅲ中有明显的________波，而称之为 S_1Q_3 综合征。

(Q)

说明：注意电轴右偏(导联Ⅰ)

导联Ⅱ中也常有ST段________。

(压低)

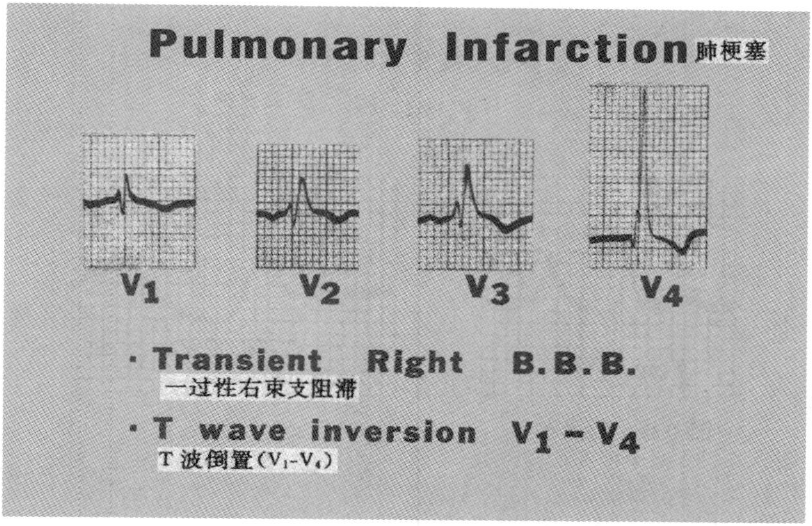

肺梗塞中常见 V_1-V_4 导联的 T 波倒置。也常见右束支阻滞。

胸导的________波倒置，尤其是 V_1-V_4，是肺梗塞的重要诊断性特征。

(T)

肺________可能引起右束支阻滞。该阻滞常于患者改善后消失。

(梗塞)

通过________胸导联中的 R—R′ 波型可确定右束支阻滞的存在。

(右)

说明：偶尔右束支阻滞属："不完全性"(QRS 波群时限正常，但 R—R′ 波型存在。)

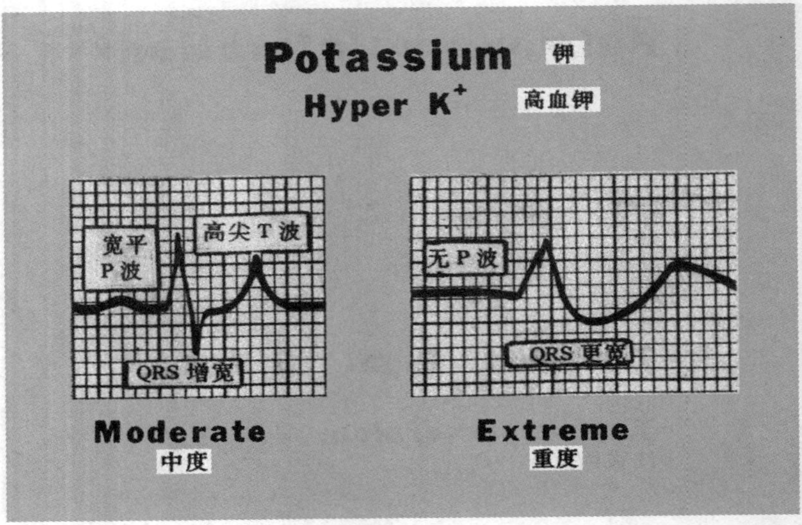

血清钾升高 P 波低平，QRS 波群增宽，T 波高尖。

血清钾升高，T 波变得______。

（高尖）

P 波逐渐低平，严重________时，P 波难以辨认。

（高血钾）

患者血钾增高时，心室除极延长，QRS 波群相应________。

（增宽）

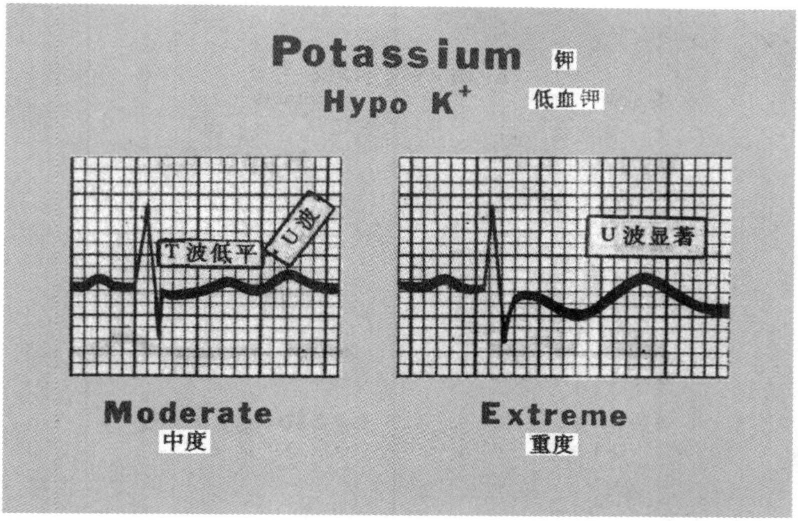

血清钾低于正常，T 波低平（或倒置）并有 u 波增高。

血清钾降低，T 波因________降低而低平。当血清钾进一步下降时，T 波可能倒置。

（钾）

说明：可以把 T 波看做是钾离子居住的"帐蓬"。当钾离子低于正常时，T 波低平。相反，当钾离子增加时 T 波则高耸。

低血钾时________波出现。失钾越严重该波越明显。

（U）

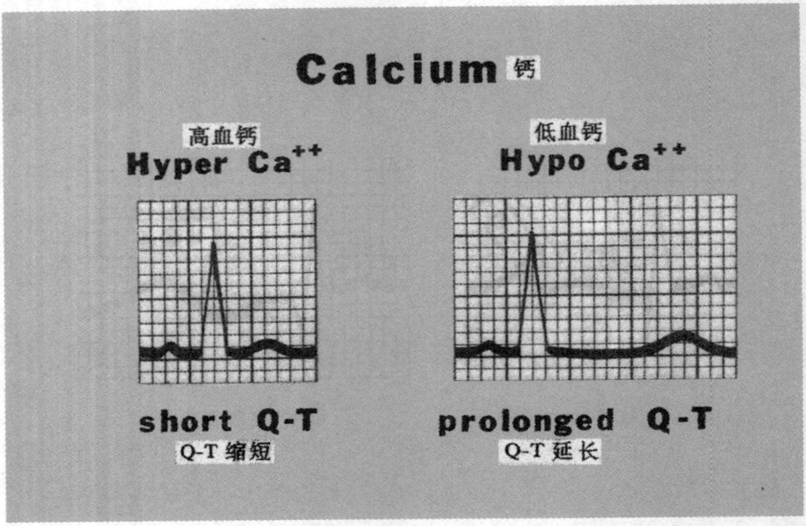

血清钙升高 Q—T 间期缩短，血清钙降低 Q—T 间期延长。

低血钙常使 Q—T 间期________。

（延长）

说明：Q—T 间期的测量是由 Q 波起始到 T 波终止。

血清钙升高，会促使心室除极之后过早地复极。这将引起________间期的缩短。

（Q—T）

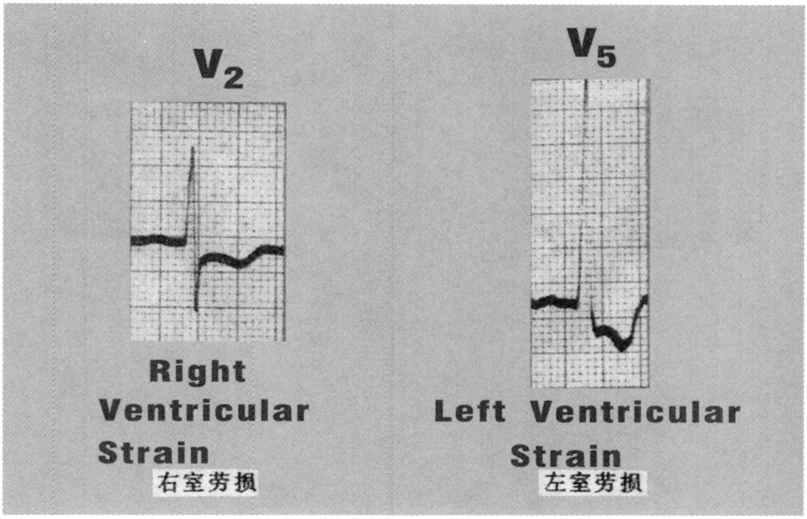

心室劳损,ST 段压低并呈波状。

心室劳损的特征是________段的中度压低。

(ST)

说明:劳损常伴心室肥厚,因为心室在抗某种阻力工作时(如瓣膜或血管造成的阻力增大)不仅产生劳损,因代偿同时也会引起肥厚。

心室________引起 ST 段压低,压低的 ST 段可能全部向上拱起,也可在其中部逐渐隆起。

(劳损)

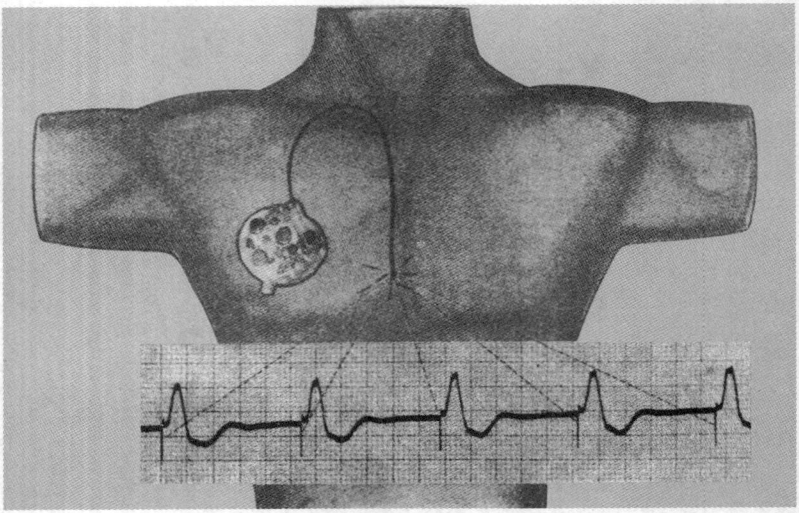

人工起搏器(电池驱动)产生电脉冲,紧接其后可见心室激动。

说明:Ⅲ°房室传导阻滞的患者经手术埋植人工起搏器。完全性房室传导阻滞时,心室率很低(30～40次/分),需要安置电池能源的起搏器,使心脏以正常心率工作。电极可埋植于皮下,导线通过静脉系统进入右室(经静脉)或将电极缝入室壁外(心外膜)。

起搏器规律地输出________脉冲,在心电图上产生小而窄尖的心室激动。

(电)

每个电脉冲"夺获"了心室(除极),由于心室的人工电除极是"异位"的,因而每个图形都象一个________。

(室性期前收缩)

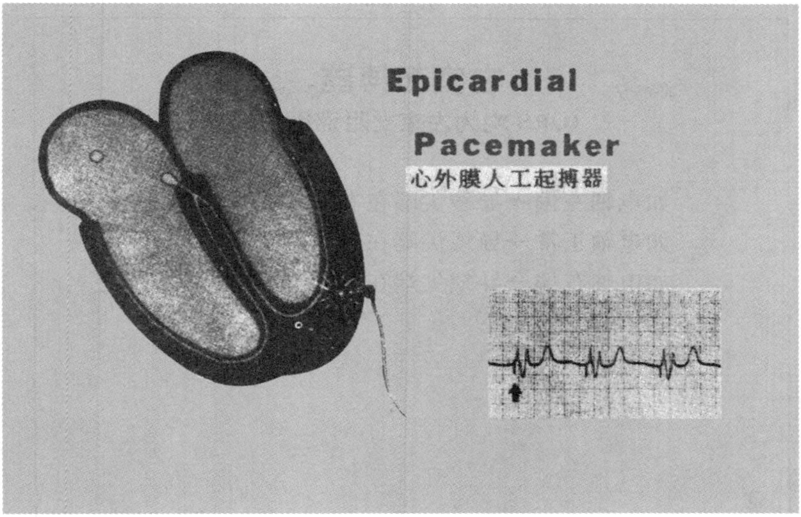

由心电图检查可确定起搏器的类型，以及导线尖端所处位置（刺激部位）。

心外膜起搏器位于左________的心外膜表面上，所以左室除极先于右室。

（心室）

因而产生的QRS波群是右________阻滞型。

（束支）

心外膜起搏器产生的是右束支阻滞图形的QRS波群，且常伴电轴________偏。

（右）

右室起搏器

（QRS 均为左束支阻滞图形）

如电轴左偏→导线尖端在右室尖部
如电轴正常→导线尖端在右室流出道中部
如电轴右偏→导线尖端在右室，且在肺动脉瓣之下

右室起搏器是最常见的类型，导线尖端在右室腔内。

说明：右室起搏器（经静脉起搏器）的最理想位置是导线尖端位于右室腔的尖部。结果是 QRS 波群为左束支阻滞图形且电轴左偏。

当宽的 QRS 波群为左束支阻滞________且伴正常电轴时，导线尖端位于右室流出道中部。

（图形）

如宽的 QRS 波群为左束支阻滞伴电轴右偏，则________尖端在肺动脉瓣之下。

（导线）

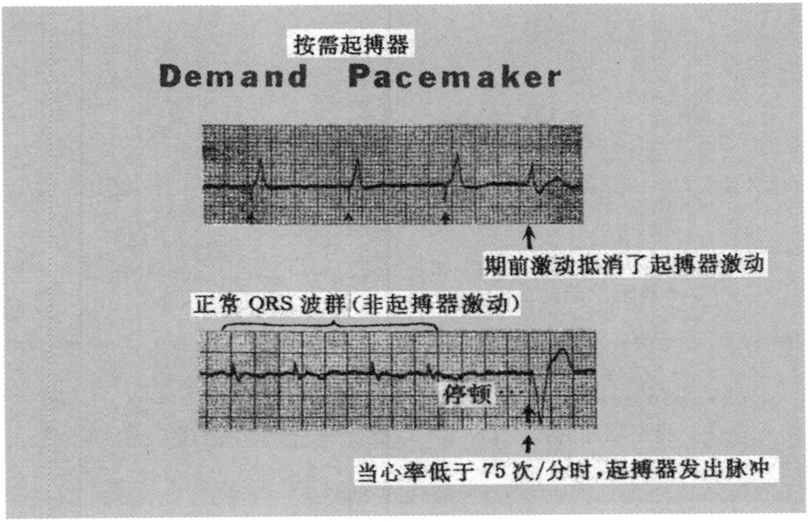

按需起搏器具有传入感觉的能力，具有刺激源及能决定何时起步和停止的“头脑”。

按需起搏器，当其感觉到心率________于原定水平时，则按需起动。

（低）

当心率回到正常时，按需________会感知正常节律并自行停止，因而不会与正常节律竞争。

（起搏器）

________起搏器可感知室性期前收缩，因而下一个起搏脉冲则在类似于两次起搏之间的间隔之后开始。

（按需）

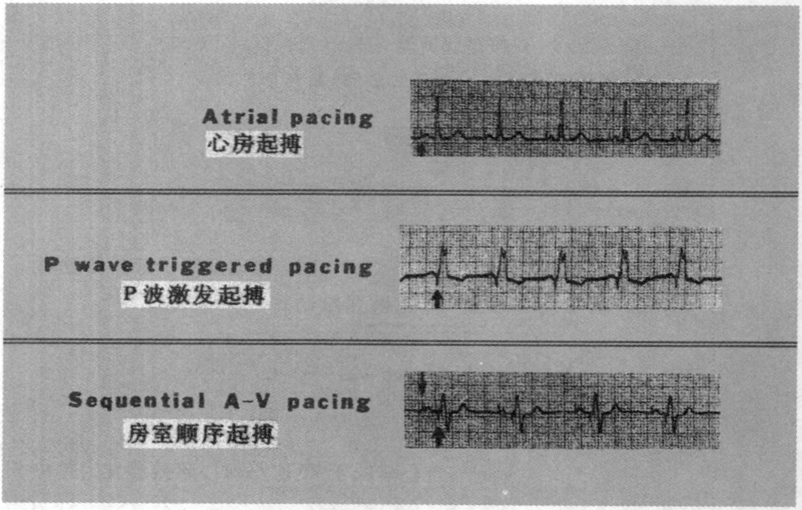

其它类型的起搏器虽不常用，但应会辨认。

心房起搏器，则是激动________，以后的传导顺序均正常。

P 波激发起搏，起搏器感知 P 波，其后迅速________心室（也称之为“心房同步”起搏）。

（激动）

顺序房室起搏，房室均被激动，首先使心房除极，短时后由另一导线端激动________。

（心室）

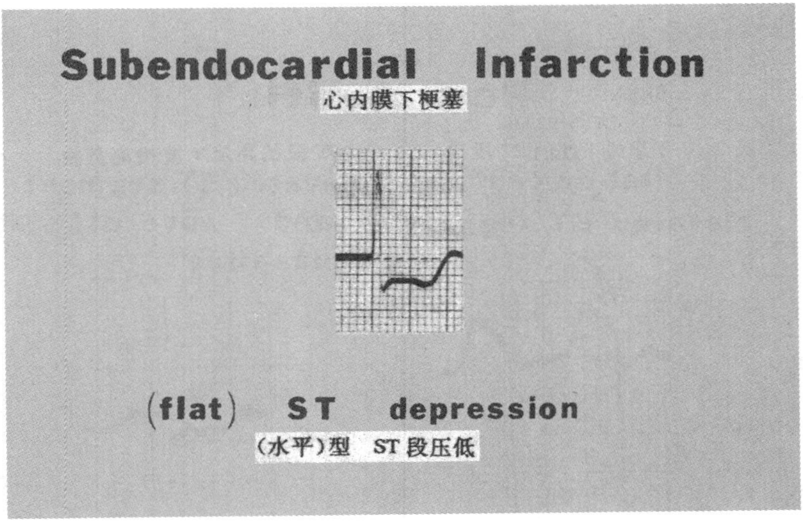

心内膜下梗塞引起ST段呈水平下降。

心内膜下梗塞(起初称之为心内膜下损伤)出现ST段压低，其ST ________呈水平状态。

（段）

说明：心内膜下梗塞仅累及心内膜下的薄层心肌。真正的心肌梗塞常累及左心室壁受累区的全层心肌。虽然心内膜下梗塞累及心肌组织的范围不大，也应按真正的心肌梗塞对待。应注意的是，心内膜下梗塞常可看做真正心肌梗塞的先兆。

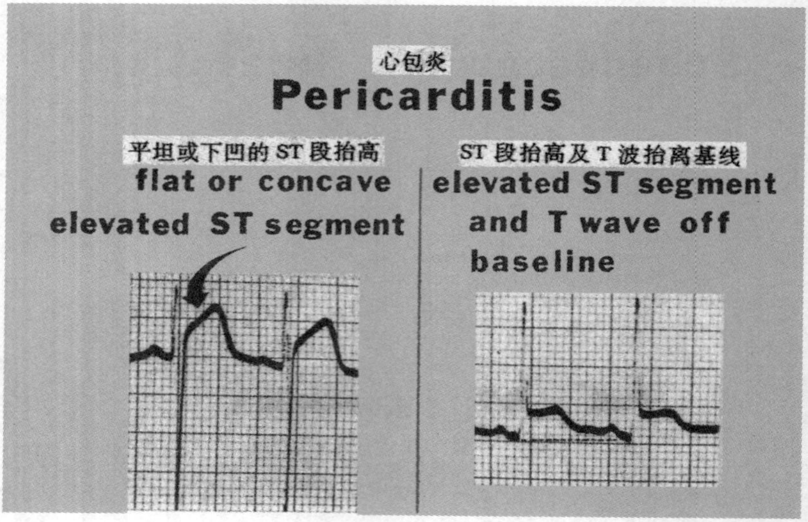

心包炎,ST 段抬高,常为平直或下凹状。整个 T 波可抬离基线。

心包炎可使 ST 段________,形成的 ST 段常呈平直状或下凹状。

(抬高)

________可能使整个 T 波抬高并离开基线,即基线以一角度斜向下回到下一 P 波水平。

(心包炎)

说明:左手图所示特点见于 QRS 波群以负波为主的导联(如右胸导联)。右手图所示特点见于 QRS 波群以正向波为主的导联(如导联Ⅰ、Ⅱ)。

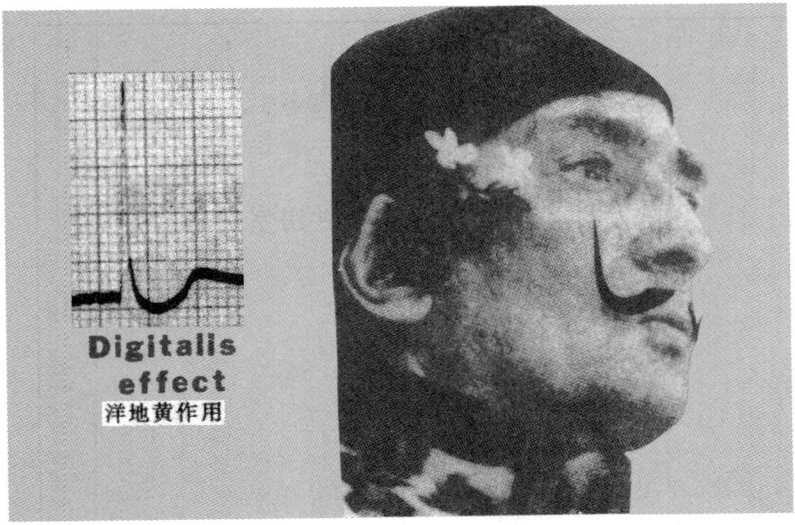

洋地黄引起的 ST 段缓慢下降，很象萨尔瓦多·达里的胡须。

洋地黄只引起独特的________段缓慢下降。

(ST)

说明：找一个无 S 波的导联来辨认这种典型图形。R 波降支在趋近基线时逐渐增粗，其降支在达基线后表现为和缓的向下弯曲。ST 段下凹的同时轻度压低。该图形可见于大多数洋地黄化患者的心电图中。

注：萨尔瓦多·达里________西班牙画家，其胡须形状如上图。该 ST 段也称"鱼钩状"。

洋地黄过量

- 窦房阻滞
- 阵发性房性心动过速合并房室传导阻滞
- 房室传导阻滞
- 心动过速伴房室分离

洋地黄过量会引起多种类型的房室传导阻滞，也可引起窦房阻滞。

洋地黄过量会延缓心房激动向房室________的传导。

（结）

________洋地黄可引起各种类型的房室传导阻滞及伴有房室传导阻滞的心动过速。

（过量）

说明：牢记，低血钾可使洋地黄过量加重。

洋地黄中毒

- 室性期前收缩
- 二联律、三联律等
- 室性心动过速
- 室颤
- 房颤

中毒量的洋地黄会引起心室异位兴奋灶活动，引起相应的心律失常。

________剂量洋地黄可产生异位兴奋灶，尤其在心室

（中毒）

严重的心律紊乱常由室性异位________的活动引起，甚至发生反复快速性心律失常。

（灶）

说明：从 13 世纪以来，洋地黄制剂已成为内科医师治疗心力衰竭的朋友。然而，应注意的是，中毒剂量也会引起致命的心律失常。

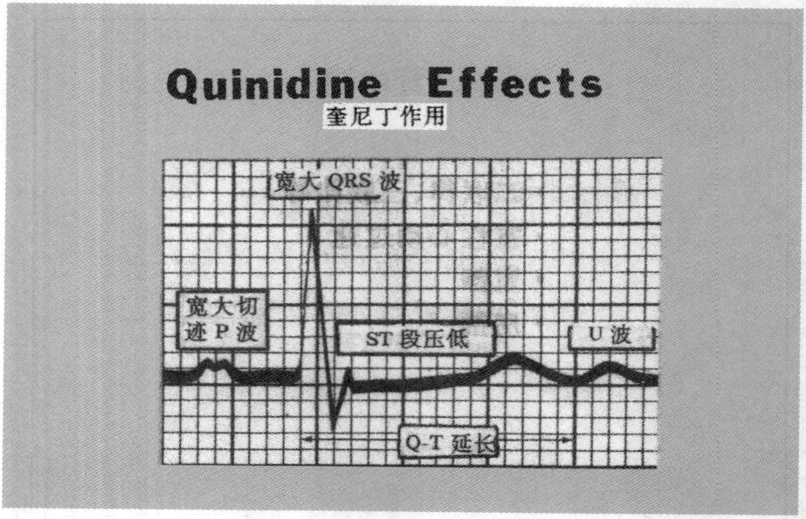

奎尼丁可致 P 波增宽并出现切迹，可致 QRS 波群增宽。常伴 ST 段压低，u 波及 Q—T 延长。

说明：奎尼丁延缓了心肌内电的传导。心电图上大多数奎尼丁作用都与除极及复极的减慢有关。

奎尼丁在心电图上形成宽大、切迹的________波，也使 QRS 波群增宽。

(P)

奎尼丁可延长________间期并使 ST 段压低，且常见 u 波。

(Q-T)

奎尼丁中毒的“丛林鼠图形”

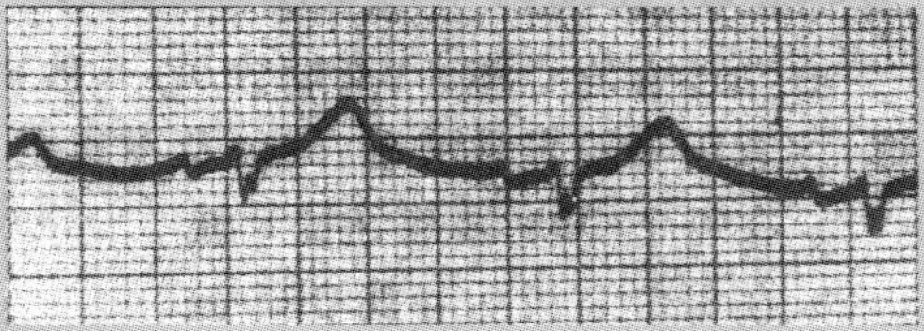

奎尼丁中毒的“丛林鼠”图形，是前页所述奎尼丁作用的加重。

上图中奎尼丁已使________波群增宽。

(QRS)

虽然该导联中P波呈双相，但在导联Ⅰ、Ⅱ中均有________。

(切迹)

说明：通过后面的读书卡片，可以复习前述的各类心电图特征。

注：“丛林鼠”原文为Roller Coaster，即游艺场中运行于上下起伏、盘旋的轨道上的一列敞篷小车。这里指重度奎尼丁中毒时心电图的描记线形态如同这样一列小车。

这些卡片可以剪下来随身携带以便参考(如果此书属于你)

快速心电图诊断的连续图解

1. **心率**:“300,150,100……75,60,50”

   心动过缓的心率=(周期数/每6秒)×10

2. **心律**:注意图中的异常波型,间歇及不规则。

   a. 在每个QRS波前寻找P波

   b. 在每个P波后寻找QRS波

   c. 测量P—R间期

   d. 测量QRS波群

3. **电轴**:在下述导联上,QRS波在基线之上还是之下。

   a. Ⅰ,AVF导联,QRS波在基线之上为正常电轴,在基线之下为电轴右偏或左偏

   b. Ⅰ、avF及V_2可使电轴在三个方向上定位

4. **肥大**:检查

   V_1 { P波决定心房肥大
   R波决定心室肥厚
   S波决定左室肥厚
   S波+R_{V_5}决定左室肥厚 }

5. **梗塞**:注意所有导联上的

   a. Q波

   b. T波倒置

   c. ST段抬高

心电图快速阅读

1. 心率：

A. 记住：

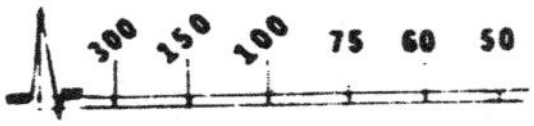

B. 缓慢心率：

(周期数/每 6 秒)×10=心率

C. 注意有无心房率和心室率的分离(P 波与 QRS 波无固定关系)

D. 正常心律

心率超过 100 次/分=窦性心动过速

心率低于 60 次/分=窦性心动过缓

E. 固有节律点(异位起搏点)

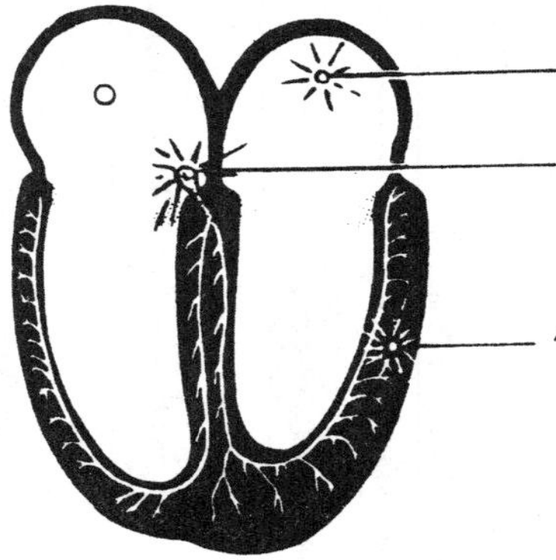

* 急症或其它病理情况下，可在心房、房室结或心室形成异位兴奋灶，引起心动过速，速率 150～250 次/分。

2. 心律（应测量 P—R 间期及 QRS 波群）

A. 无规律心律

无规则窦性心律　心律不规则，同样的 P 波，可能有冠心病。

游走起搏点　心律不规则，起搏点改变时 P 波形态改变。

心房纤颤　心律不规则，没有 P 波，而是多个异位心房小波。

B. 额外搏动及间歇

期前收缩（早搏）：

房性早搏——异位心房兴奋灶引起提前的 P 波，其后 QRS 波正常

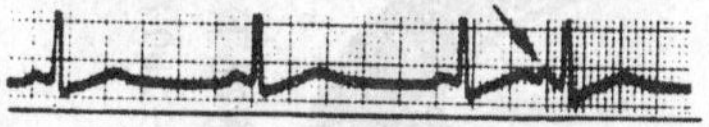

结性早搏——异位房室结兴奋灶引起提前的 QRS 波，其前无 P 波。

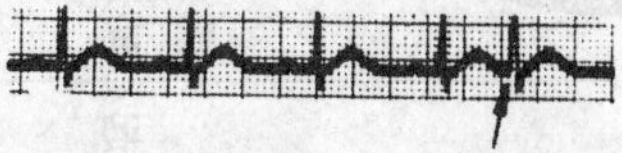

C. 快速心律

阵发性心动过速：

- 房性——速率 150～250，各波顺序正常，可能看不到 P 波。

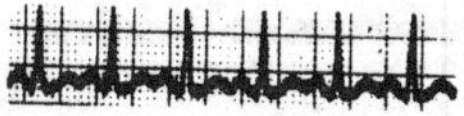

- 结性——速率 150～250，起源于房室结无 P 波。

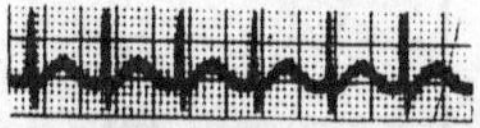

- 室性——速率 150～250，如同一列快速的室性期前收缩。

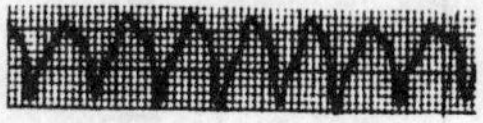

心房扑动：一列连续、快速的 P 波

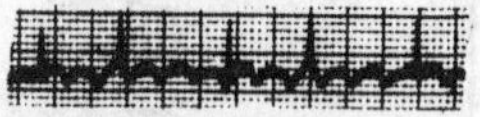

心室扑动：一列光滑的双向波，如同连续的正弦波。

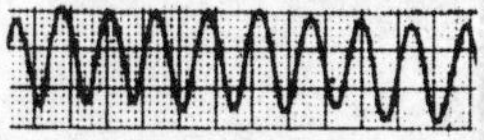

心房纤颤：无数房性小波，使基线参差如犬齿状。

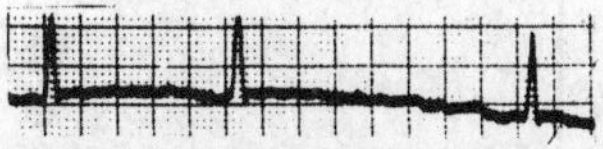

心室纤颤：全无规律的电激动，为致命性心律失常。

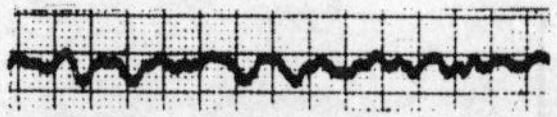

室性早搏——大而宽的 QRS 波，提前出现，其后有代偿间歇

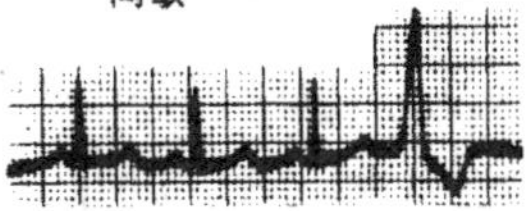

逸搏：发生于一间歇之后，该间歇大于一个周期的长度。

房性逸搏——类似房性早搏，但出现于长间歇之后。

结性逸搏——类似结性早搏，但出现于长间歇之后。

室性逸搏——类似室性早搏，但出现于长间歇之后

窦性静止：正常心律中出现一段间歇，但该间歇不是正常周期的整倍数。

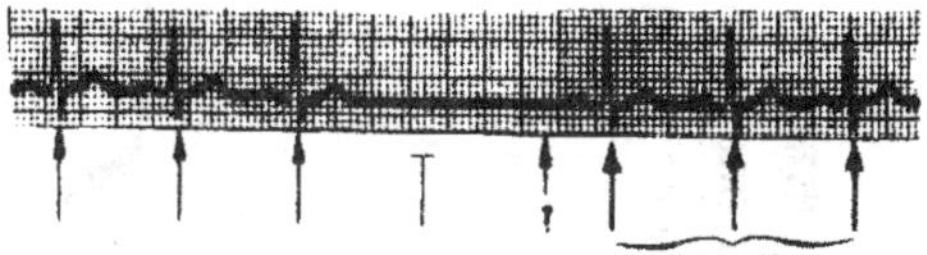

D. 心脏阻滞

窦房阻滞：间歇长度为正常周期的两倍或更多倍。

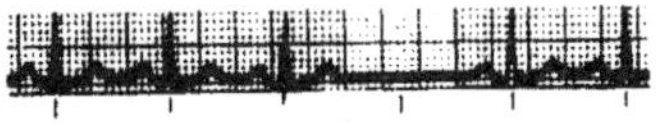

房室阻滞

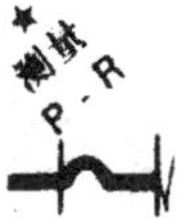

(P-R 大于一个大方格)

1°阻滞　P-R>0.20 秒或长于一个大格。

Ⅱ°阻滞　2∶1，3∶1，4∶1 等；或呈文氏型(P—R 渐长，最后 QRS 波脱落)

Ⅲ°阻滞　“完全性”房室阻滞，心房率与心室率各自独立，室率常为 20—40。

束支阻滞

QRS 波时限≥3 个小格

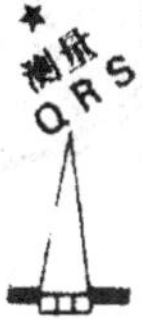

右束支阻滞
V_1V_2 为 RR′
V_5V_6 为宽 S

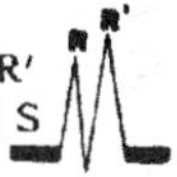

左束支阻滞
V_5V_6 为 RR′
V_1V_2 为宽 S

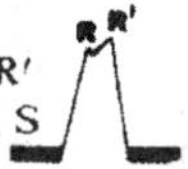

注意：左束支阻滞存在，梗塞难以肯定。束支阻滞存在，心室肥厚的诊断标准不可靠。

3. 电轴

首先选择导联 I

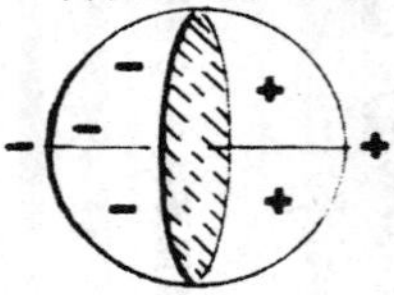

导联 I

如 QRS 是正值(主要部分在基线之上),向量指向正半球(患者的左边)

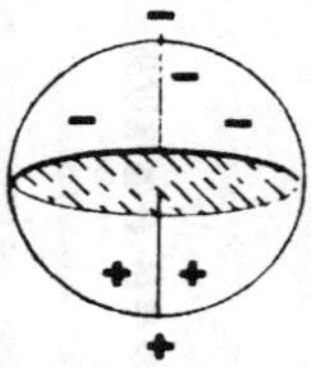

导联 AVF

再选择导联 AVF 如 QRS 是正值,向量肯定指向下边,即正半球。

极度电轴右偏:QRS 波在导联 I 及 AVF 均为负值

电轴右偏:导联 I,QRS 波为负值,AVF 为正值

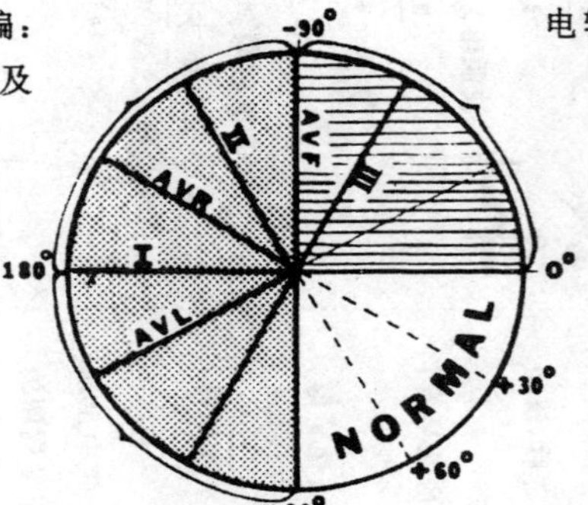

电轴左偏:QRS 波在导联 AVF 为负值,同时导联 I 为正值

QRS 波在导联 I 及 AVF 均为正值,
向量在正常范围内(0°-+90°)

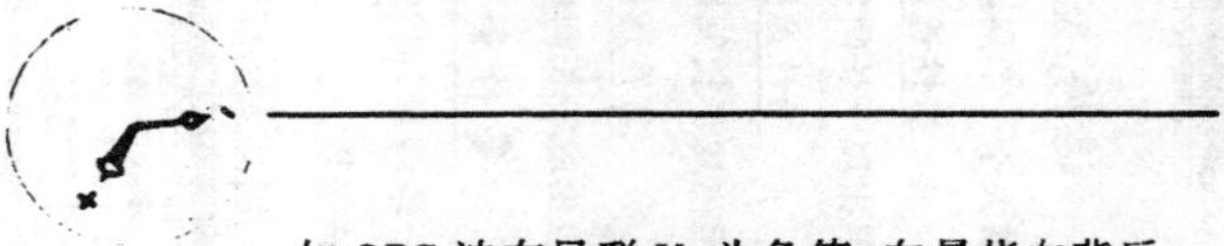

如 QRS 波在导联 V_2 为负值,向量指向背后。

4. 肥大

V_1

①心房肥大：

P 波时限大于三个小格（>0.12 秒）

A. 右房肥大：

大而双相的 P 波且第一部分增高

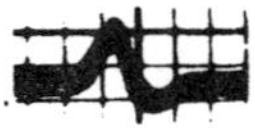

B. 左房肥大：

大而双相的 P 波且第二部分增宽

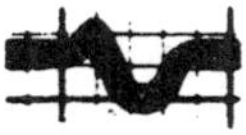

②心室肥厚：

A. 右室肥厚

- V_1 的 R 波大于 S 波
- V_1-V_6 中 R 波逐渐减小
- V_5、V_6 均有 S 波
- QRS 波增宽

B. 左室肥厚

- $Sv_1+Rv_5>35$ 毫米
- 电轴左偏
- QRS 波增宽
- T 波倒置，降支较缓，升支较陡

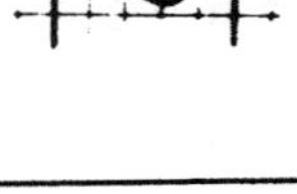

5. 梗塞

①损伤 **ST 段抬高**

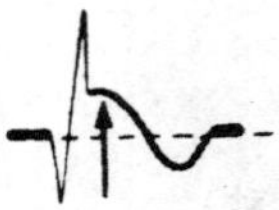

抬高

表明急性过程，随时间推移回到等电位线上，如 T 波同时抬离等电位线，提示心包炎；损伤定位与梗塞定位相同。

如 ST 段压低：见于洋地黄作用，心内膜下梗塞，或阶梯试验阳性。

②梗塞 Q 波

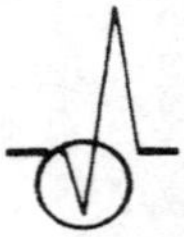

Q 波

V_5、V_6 的小 Q 波可以是正常的。

异常 Q 波必须时限达 0.04 秒(一小格)

如导联 Ⅲ 中 Q 波深度大于 1/3 QRS 波高度，也属异常。

③缺血 T 波倒置

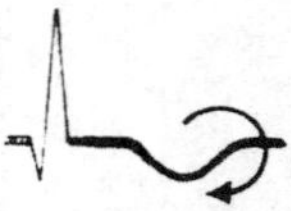

T 波

倒置的 T 波双肢对称。

正常情况，导联 Ⅰ，Ⅱ，V_2—V_6 中 T 波常直立，所以确定 T 波倒置应选这些导联。

梗塞位置

（左室）

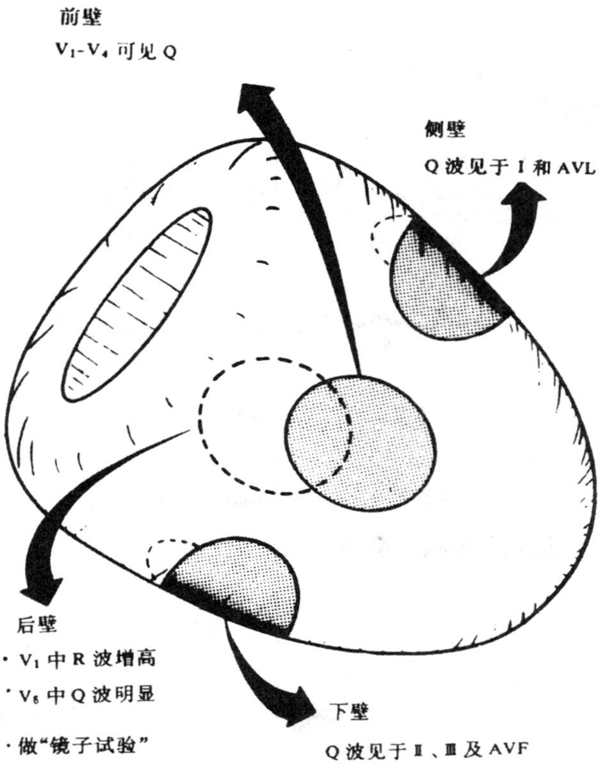
前壁
V1-V4 可见 Q
侧壁
Q 波见于 I 和 AVL
后壁
· V1 中 R 波增高
· V6 中 Q 波明显
· 做“镜子试验”
下壁
Q 波见于 Ⅱ、Ⅲ 及 AVF

其它(Ⅰ)

1. 肺部疾患的影响

A. 肺气肿:所有导联的振幅均降低

B:肺梗塞:

"S_1Q_3"——导联Ⅰ中宽S波,导联Ⅲ中深Q波

V_1—V_4 中T波倒置

导联Ⅱ中ST段压低

常见一过性右束支阻滞

2. 电解质

A. 高血钾

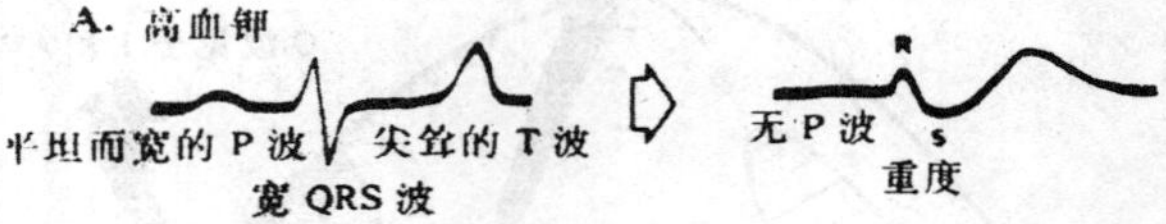

B. 低血钾

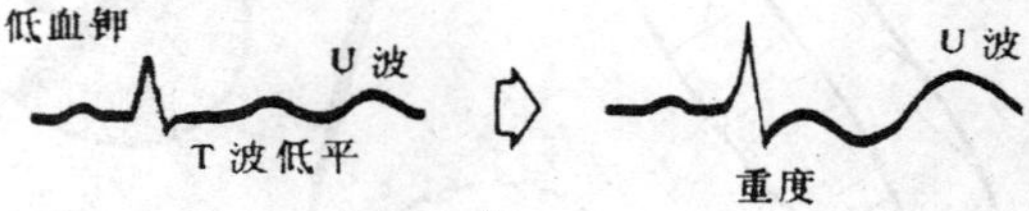

C. 高血钙

Q-T缩短

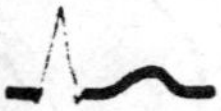

D. 低血钙

Q-T延长

3. 人工起搏器及劳损

A. 劳损

左室

导联 V_5

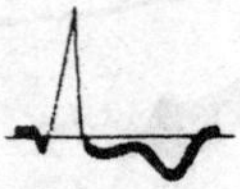

右室

导联 V_2

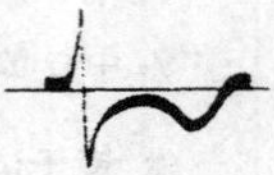

B. 人工起搏器

起搏信号

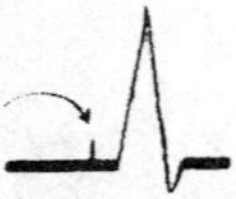

其它（Ⅱ）

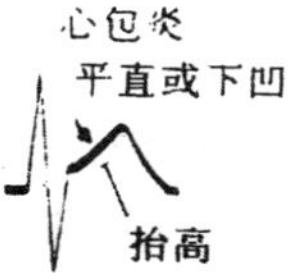

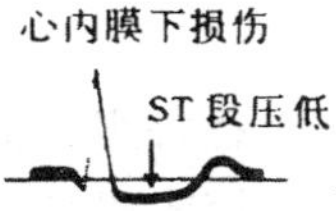

4. 药助作用

A. 洋地黄（引起 ST 段压低）

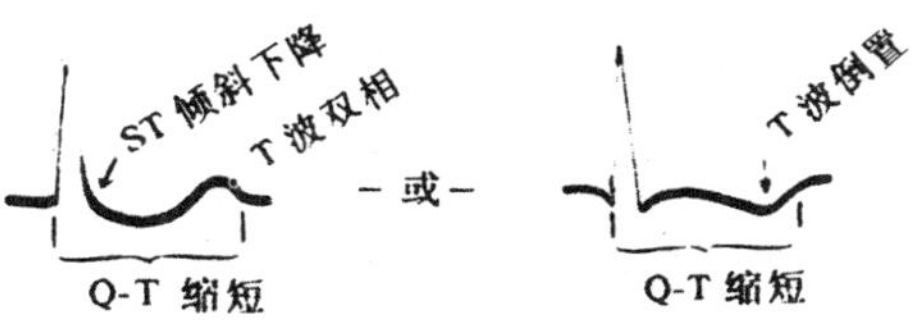

洋地黄过量

　阵发性房性心动过速伴房室传导阻滞，窦房阻滞，

　房室传导阻滞

　结性心动过速伴房室分离

洋地黄中毒

　室性期前收缩，二联律

　室性心动过速

　心房或心室纤颤

B. 奎尼丁

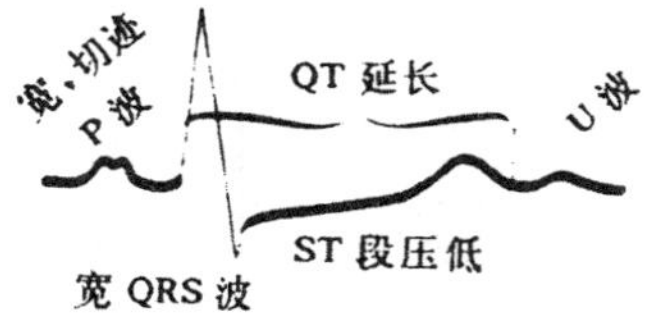

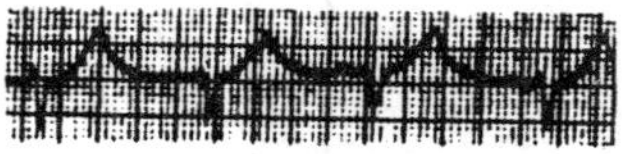

奎尼丁中毒的"丛林鼠"图形

心电图例

该节是来自于各种患者的心电图(及其解释)。通过这些图示读者可了解实际工作中怎样阅读心电图。通过这些图例,读者将习惯于这种系统分析方法。一旦学会了系统地阅读心电图,你很快就会熟练地解释常规心电图。

患者DD为29岁男性白人，有多疑症且有许多主诉。

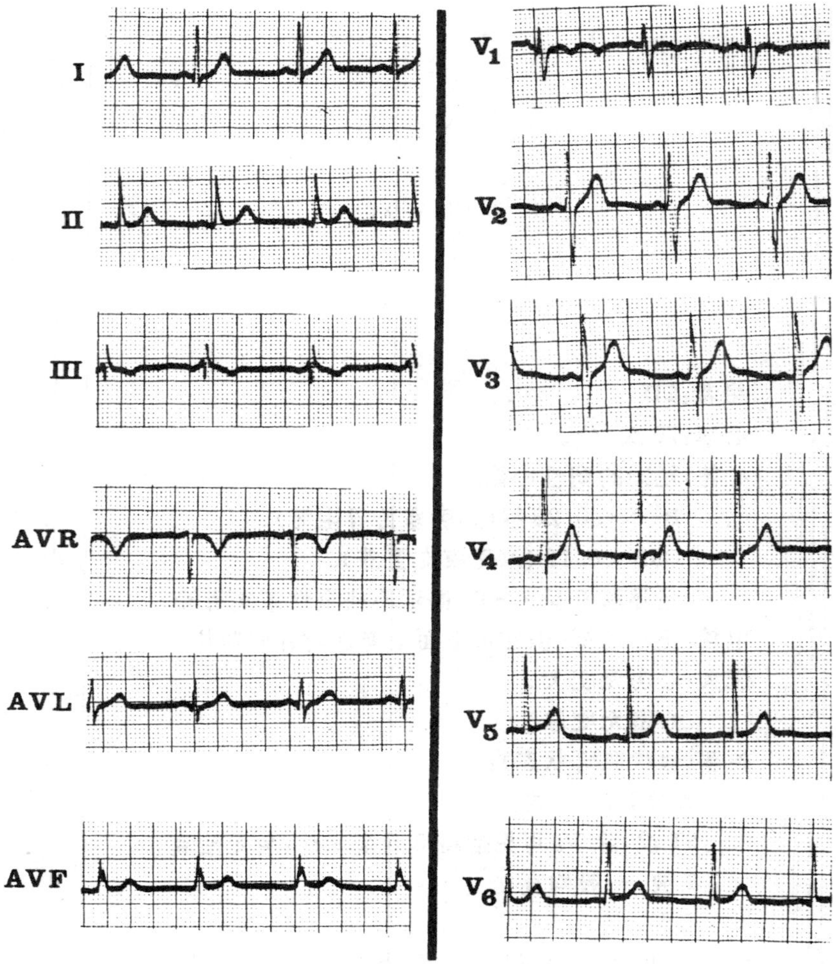

患者：DD

心率：70 次/分。

心律：规则的窦性心律。

P－R＜0.20 秒(无房室传导阻滞)。

QRS＜0.12 秒(无束支阻滞)。

但导联Ⅲ呈 R－R′ 提示不完全性束支阻滞。

电轴：正常范围(但在水平面上有逆时针向转位)。

肥大：心房无肥大。

心室无肥厚。

梗塞(冠状血管状态)：

无显著的 Q 波。

ST 段，除 V_6 可见抬高 0.5 毫米外，余无抬高。

T 波，一般均直立。

结论：心电图大致正常。本图为作者本人的心电图。

患者 RC.45 岁男性白人，有冠心病史。人院时血压 210/100。

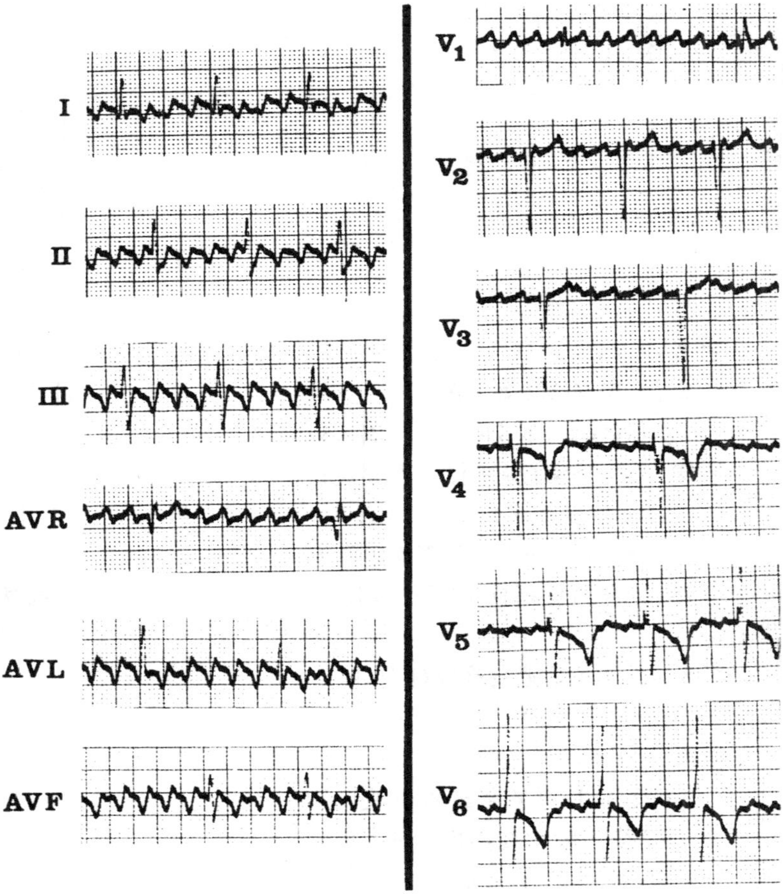

患者：R. C.

心率：心房率 300 次/分。

心室率一般 75 次/分，偶尔较慢。

心律：心房扑动（房室传导无固定比例）。

P—R 变换不定。

QRS＜0. 12 秒（无束支阻滞）。

电轴：综合向量指向 0°或稍偏左。水平面上可见顺时针向转位。

肥大：心房有无肥大难以确定。

无心室肥厚。

梗塞（冠状血管状态）：

I 及 AVL 可见明显的 Q 波

ST 段一般均在等电位线上。

V_4-V_6 的 T 波倒置。

结论：该患者有心房扑动。陈旧性侧壁梗塞可能是左旋支曾发生阻塞。T 波倒置表明冠状动脉仍有狭窄。

患者K.T.,61岁,男性,肥胖。由家属送来急诊。患者突发严重的左胸疼痛。血压100/60。

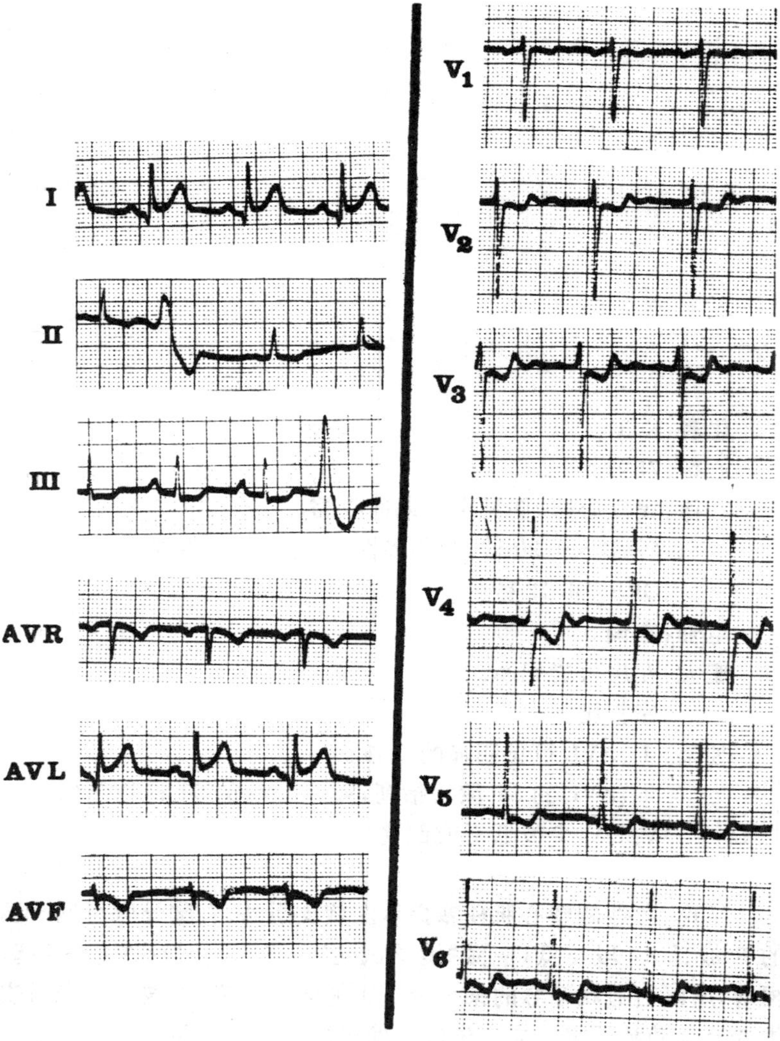

患者：K. T.

心率：75 次/分。

心律：窦性心律，偶见室性期前收缩。

P－R＝0. 20 秒，为临界性 Ⅰ°房室传导阻滞。

QRS＜0. 12 秒

电轴：左偏。

肥大：左房可能肥厚。

左室肥大

梗塞：Ⅰ、AVL 可见明显的 Q 波。

Ⅰ、AVL 的 ST 段均抬高，V_1——V_4 的 ST 段均压低。

V_1—V_6 T 波低平或倒置。

结论：急性侧壁心肌梗塞提示左旋支阻塞。右胸导联可见明显的 R 波且 ST 段压低（应做“镜子试验”），提示同时存在急性后壁梗塞，所以右冠状动脉的某一分支可能同时受累。T 波形态表明该患者冠状动脉严重缺血。电轴左偏可能因左室肥厚。

患者G.G.为45岁男性黑人。正在干重活时出现严重的前胸压榨性疼痛。入院时血压110/40。

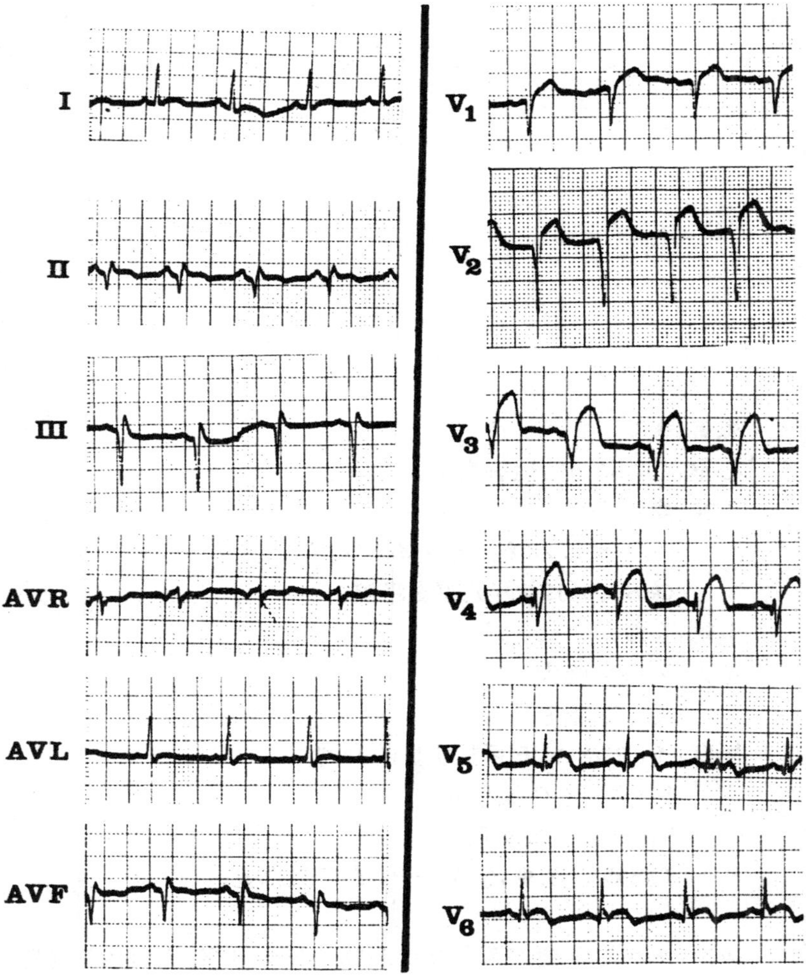

患者：G. G.

心率：100 次/分，但有变动。

心律：窦性心律。

P－R＜0. 20 秒（无房室传导阻滞）。

QRS＜0. 12 秒（无束支阻滞）。

电轴：左偏。

肥大：无心房肥大。

无心室肥厚。

梗塞：Ⅱ、Ⅲ及 AVF 可见明显的 Q 波。

V_1—V_4 之 Q 波也异常。

V_1—V_4 ST 段抬高。

T 波难以区别，但 V_4—V_6 的 T 波倒置。

结论：急性前壁梗塞为左冠状动脉前降支阻塞。陈旧性下壁梗塞且有过去住院记录证实，但其中未记载有前壁梗塞。

患者 E. M. 65 岁白人妇女。因持续性左胸疼痛 12 小时入院。入院时血压 110/75。

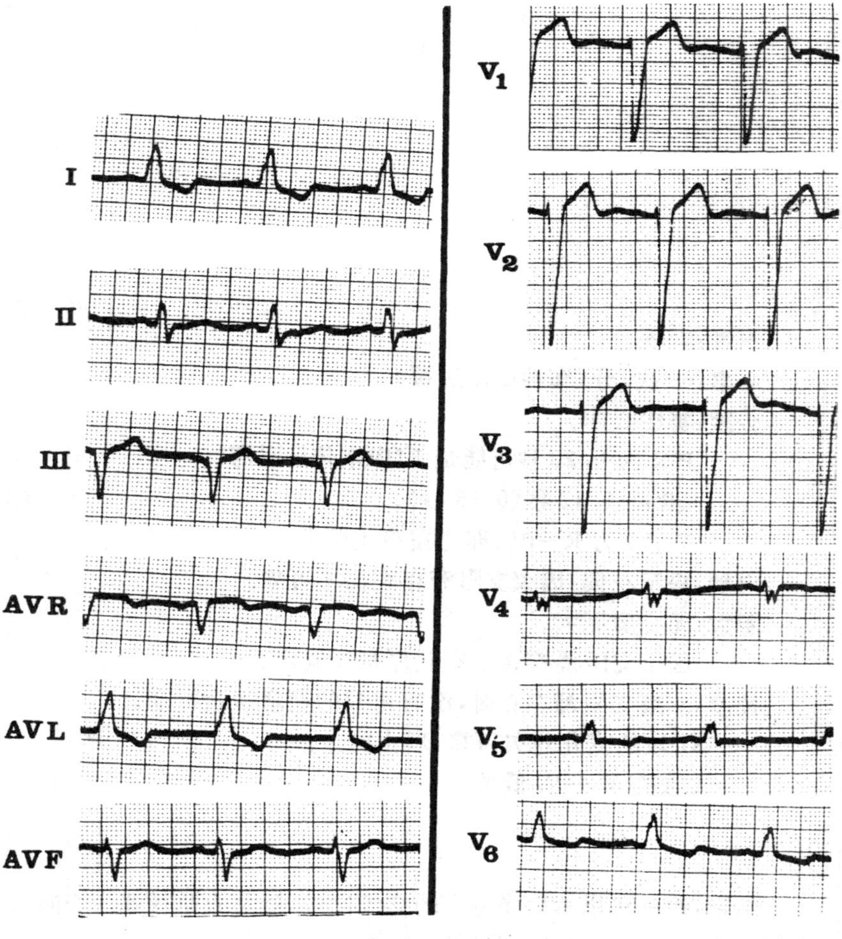

患者:E. M.

心率:60 次/分(窦性心动过缓)。

心绞:窦性心律。

P-R 为 0.20 秒可能是 I°房室传导阻滞。

QRS＞0.12 秒(0.16 秒)。

V_5、V_6 为 R－R′,即为左束支阻滞。

电轴:提示左偏,因束支阻滞存在而不可靠。

肥大:无心房肥大。

因束支阻滞存在心室肥厚难以确定。

梗塞:左束支阻滞存在时,没有可靠的梗塞诊断标准。

ST 段的变化也欠可靠,理由同上。

T 波在 V_4—V_6 低平。

结论:通过对患者胸痛特点的详细问诊,疑及心肌梗塞。心向量图及酶学检查肯定了心肌梗塞的诊断。

患者M. A. 75岁，白人妇女。有长期高血压病史。在一次汽车事故中受伤，股骨粉碎骨折。入院时血压90/60。

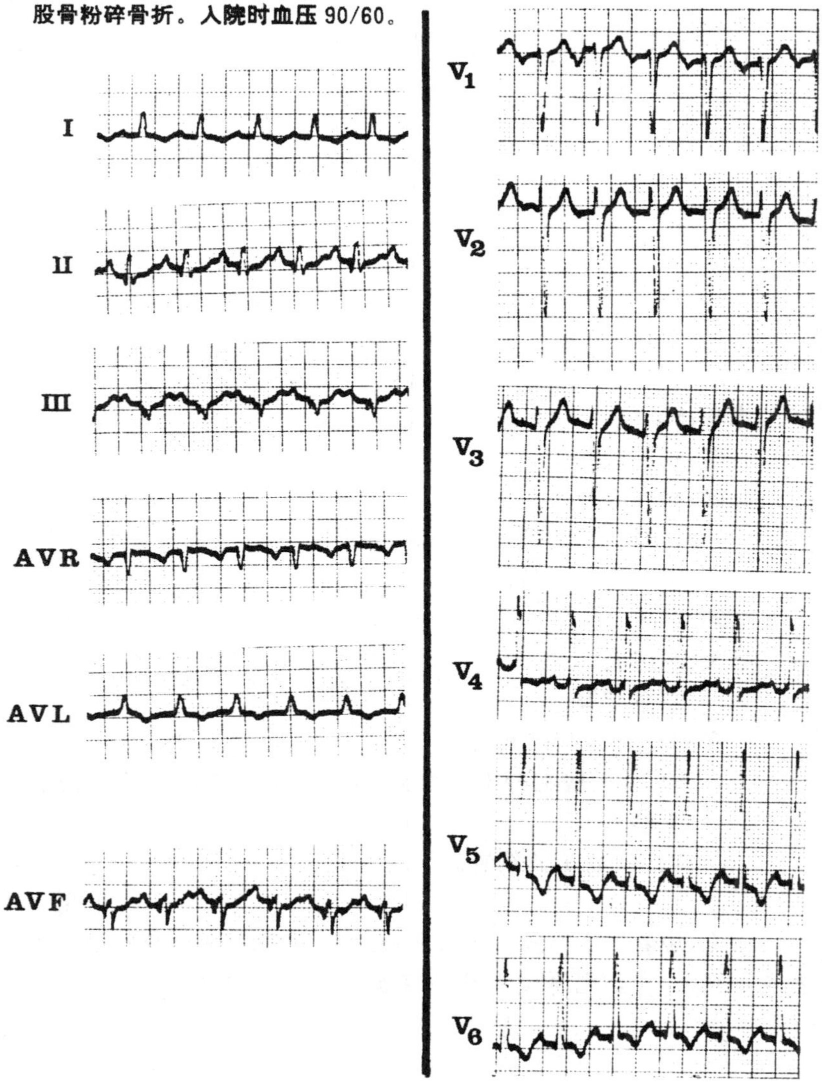

患者：M. A.

心率：125 次/分。

心律：窦性心律。

P—R<0.20 秒。

QRS<0.12 秒。

电轴：左偏。

肥大：左房肥大。

左室肥厚。

梗塞：Ⅱ、Ⅲ及 AVF 可见 Q 波。

ST 段一般在等电位线上(基线上)，但 V_5、V_6 为"劳损"图形。

V_5、V_6 的 T 波倒置。

结论：患者的心率及血压表明，她处于低血容量休克状态。患者左房肥大，左室肥厚及劳损，并有陈旧性下壁梗塞。

索引

二画

三画

四画

五画

六画

七画

八画

九画

十画

十一画

十二画

十三画

十四画

十五画

十六画

数字、外文字母索引